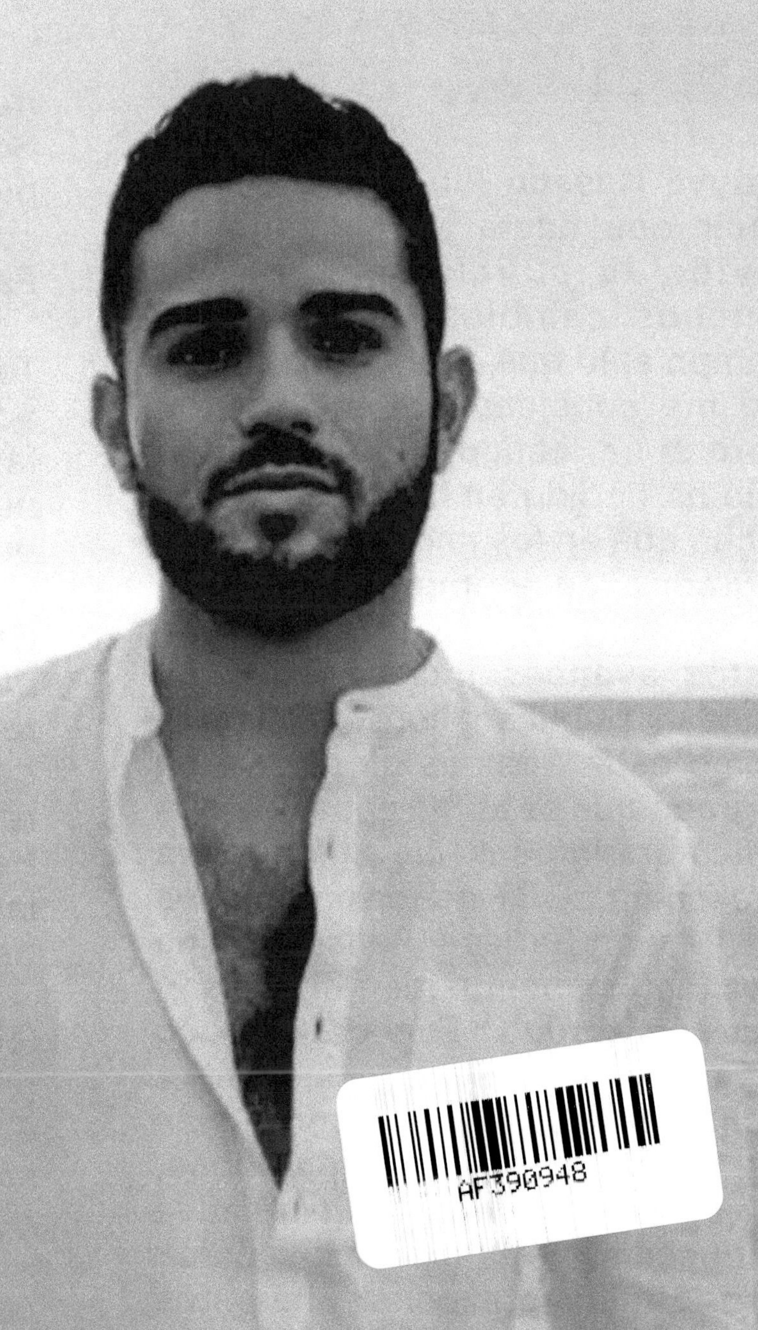

¿LA EDAD
IMPORTA?

SALUD DE
LOS HOMBRES
GAYS

¡MUNDO
GAY ERES
TÚ!

Pedro Samper
UNA PROPUESTA MUSICAL INNOVADORA
¡ENTREVISTA EXCLUSIVA!

Estuve Casado 20 años y puedo decir que hasta el momento he vivido lo suficiente para ver muchos cambios en tan poco tiempo el lo que a Derechos LGBT. No me considero un historiador, pero sí un testigo de los cambios que ha habido en la sociedad y la lucha que en los años recientes ha logrado avances importantes.

Estos avances incluyen que se puedan publicar, libros, Revistas como esta. Además de que se ha logrado que se abran espacios que antes era impensable que hubiera presencia LGBT de forma objetiva en TV y en Series y Películas, que nos hagan sentir identificados y que nos ayuden a conocer un poco más de nosotros mismos, romper tabúes y en general conocer más de la vida LGBT, sin estereotipos, sin agresiones, de manera objetiva y buscando ver las cosas como son, o mínimo exponer diferentes puntos de vista para que cada quién se forme su opinión al respecto.

Hemos dado muchos pasos hacia delante y es una razón más para no retroceder. En nuestro camino personal, Revista Mundo Gay siempre ha buscado estar cerca de nuestros lectores, en Redes Sociales, ya que fuimos de los pioneros en tener contacto directo con nuestros lectores a través de Facebook, Twitter, etc.

Te damos gracias por seguirnos acompañando en esta travesía por la vida, donde no sabemos a qué nuevos horizontes nos llevará ni qué nuevas aventuras viviremos.

Esta es una Revista que para muchos ha sido un refugio, donde todo el tiempo estamos rodeados de información, programas, libros, revistas y películas dirigidas a Heterosexuales que nos hacen a un lado, dando por sentado que no hay otras opciones.

Revista Mundo Gay es una producción hecha por Hombres Gays para Hombres Gays. Donde sabemos lo que nos gusta, lo que nos disgusta y buscamos estar siempre en contacto con la comunidad para seguir ofreciendo las cosas que te interesan, porque en este mundo tan cambiante las cosas evolucionan, se transforman y avanzan a veces demasiado rápido. Pero buscamos brindarte calidad.

Atentamente
KYEV GALVÁN CRUZ

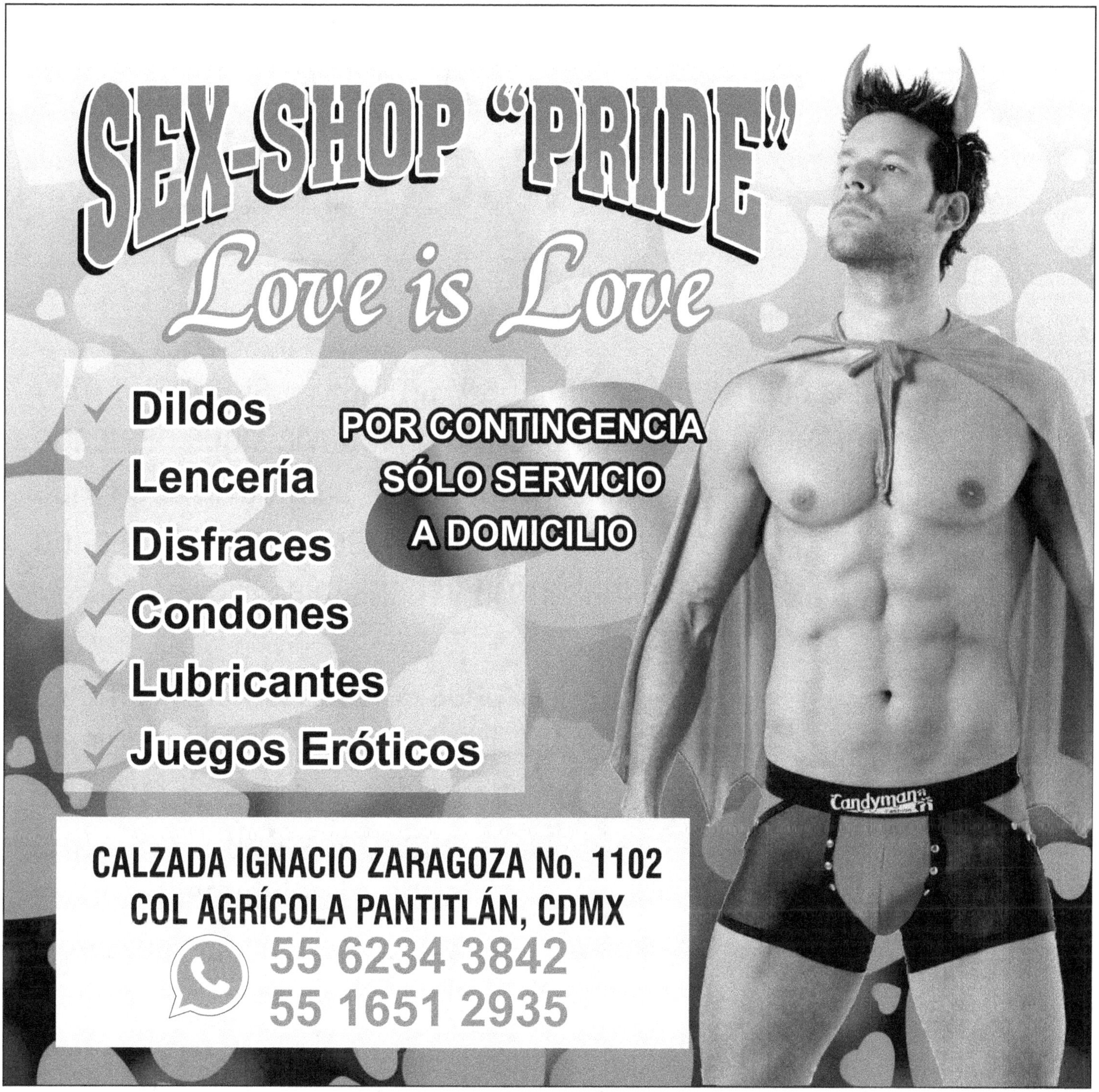

SEX-SHOP "PRIDE"
Love is Love
Dildos
Lencería
Disfraces
Condones
Lubricantes
Juegos Eróticos
POR CONTINGENCIA
SÓLO SERVICIO
A DOMICILIO
Candyman
CALZADA IGNACIO ZARAGOZA No. 1102
COL AGRÍCOLA PANTITLÁN, CDMX
55 6234 3842
55 1651 2935

MUNDO Gay

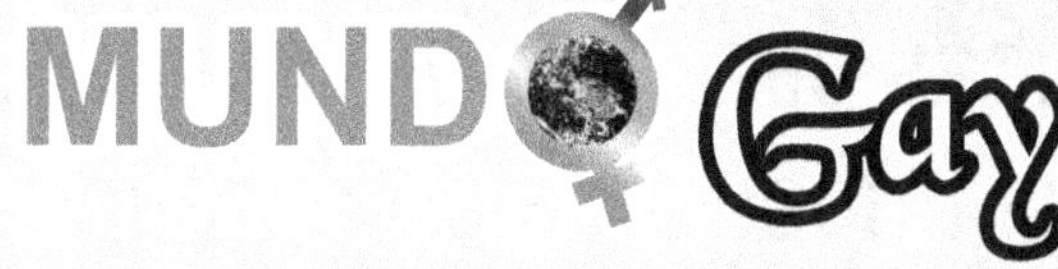

DISEÑO GRÁFICO:
Irak Kyev Galvan Cruz

HORÓSCOPOS:
Genio Jal-Addin

REMEDIOS CASEROS:
Abuela Conchita

NOTI-GAY:
Javier González

CONTACTO
mundogay.revista@gmail.com

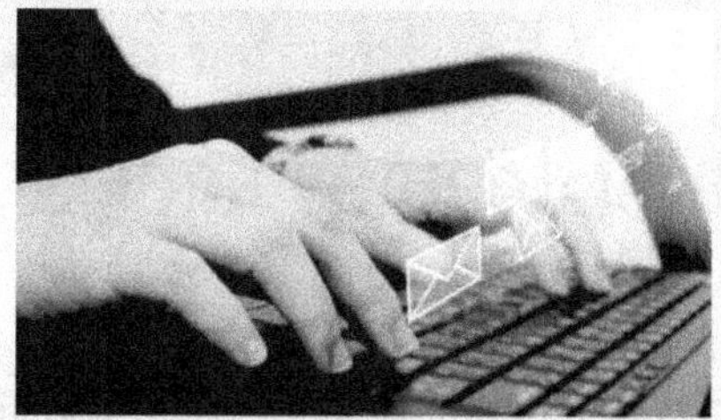

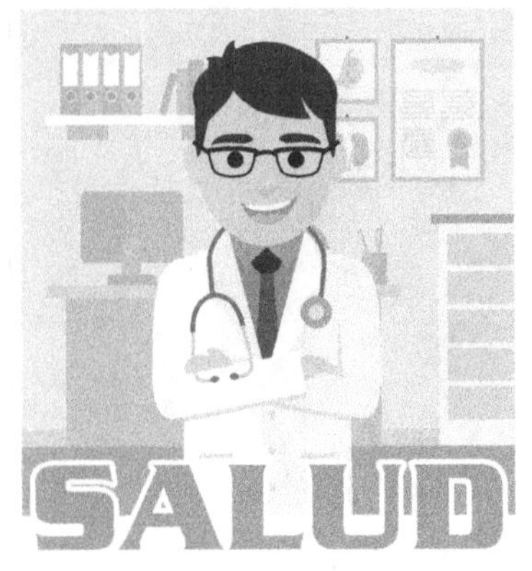

SALUD DE LOS HOMBRES GAYS

Hola hola, ¿cómo están amigos y amigas? Espero que muy bien porque en estos tiempos donde todavía sigue habiendo este aislamiento sanitario y muchos pues todavía seguimos encerrados en la casa, ya sea trabajando desde casa, estudiando desde casa y saliendo nada más a lo indispensable.

Y pues en este número, vamos a hacer un pequeño hincapié en cuidar y estar al tanto de nuestra salud. Para que todos, absolutamente todos, tengamos una vida más plena y menos achaques.

Si bien los riesgos individuales están dados por muchos factores más allá de la orientación y las prácticas sexuales (entre ellos, los antecedentes familiares y la edad), es importante comprender los problemas de salud frecuentes en los hombres homosexuales y las medidas que se pueden tomar para mantenerse saludable. Así que ahí van algunos tips.

PROTÉGETE DE LAS INFECCIONES DE TRANSMISIÓN SEXUAL

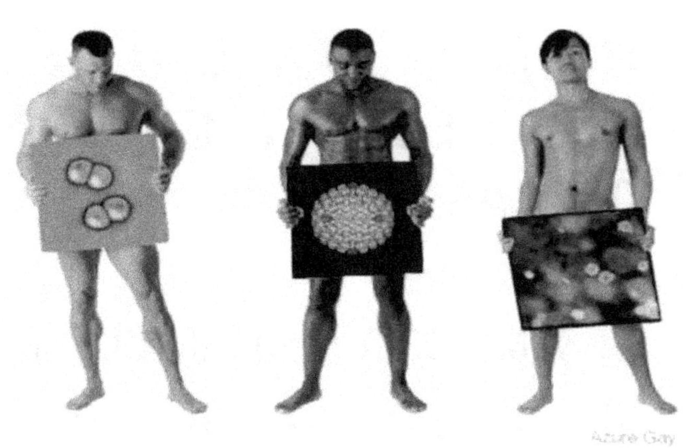

Los hombres que mantienen relaciones sexuales con hombres tienen un mayor riesgo de contraer VIH, el virus que causa el SIDA, así como otras infecciones de transmisión sexual. Esto porque muchas veces no se cuidan.

PARA PROTEGERTE DE LAS INFECCIONES DE TRANSMISIÓN SEXUAL:

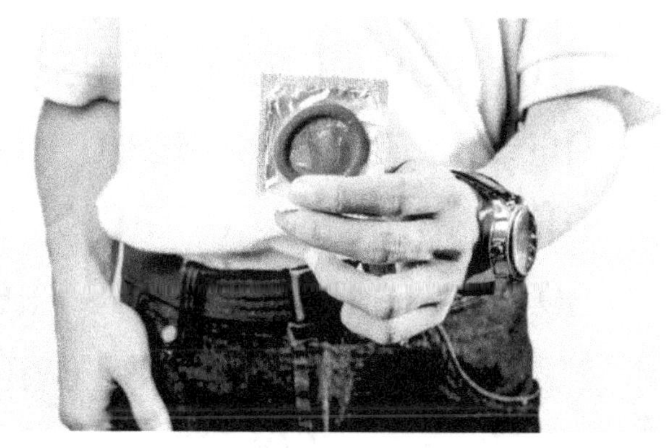

- Utiliza un preservativo u otra forma de protección. Utiliza un preservativo nuevo cada vez que tengas relaciones sexuales, en particular, durante el sexo anal, pero, idealmente, también durante el sexo oral. Usa solo lubricantes a base de agua, no uses vaselina, loción corporal ni aceites. Los lubricantes a base de aceite pueden debilitar los preservativos de látex y hacer que se rompan.

- Mantén una relación monógama. Otra manera confiable de evitar infecciones de transmisión sexual es permanecer en una relación mutuamente monógama a largo plazo con una pareja que no esté infectada.

LIMITA LA CANTIDAD DE ALCOHOL QUE BEBES Y NO CONSUMAS DROGAS.

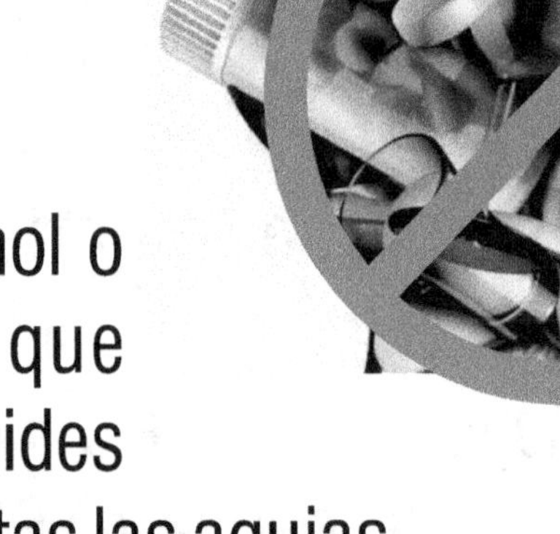

Si estás bajo la influencia del alcohol o las drogas, es más probable que asumas riesgos sexuales. Si decides usar drogas inyectables, no compartas las agujas.

VACÚNATE

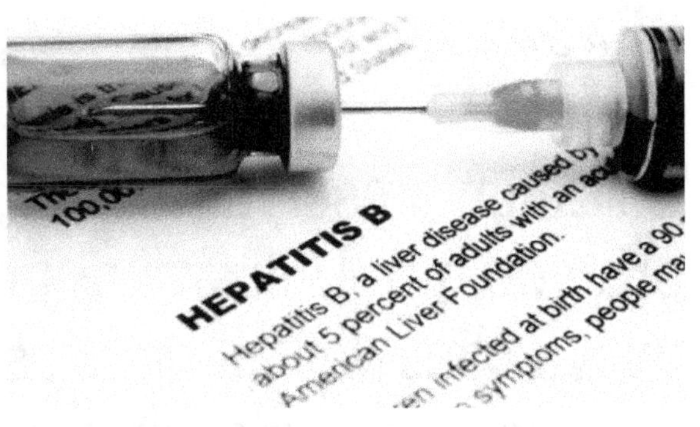

Las vacunas pueden protegerte contra la hepatitis A y la hepatitis B, que son infecciones del hígado graves que pueden transmitirse mediante el contacto sexual. Sin embargo, no todas las infecciones de transmisión sexual se evitan con vacunas. No hay ninguna vacuna contra la hepatitis C y puede provocar insuficiencia hepática, cáncer de hígado y la muerte. La vacuna contra el virus del papiloma humano (VPH) está disponible para hombres de hasta 26 años. El VPH está asociado con el cáncer de ano en hombres que mantienen relaciones sexuales con hombres.

HAZTE ANÁLISIS Y HAZ QUE TU PAREJA SE LOS HAGA

No tengas relaciones sexuales sin protección, a menos que estés seguro de que tanto tú como tu pareja no están infectados con el VIH o que no tienen otra infección de transmisión sexual. Los análisis son importantes porque muchas personas no saben que están infectadas, y otras pueden no ser sinceras sobre su salud.

PROFILAXIS PREEXPOSICIÓN

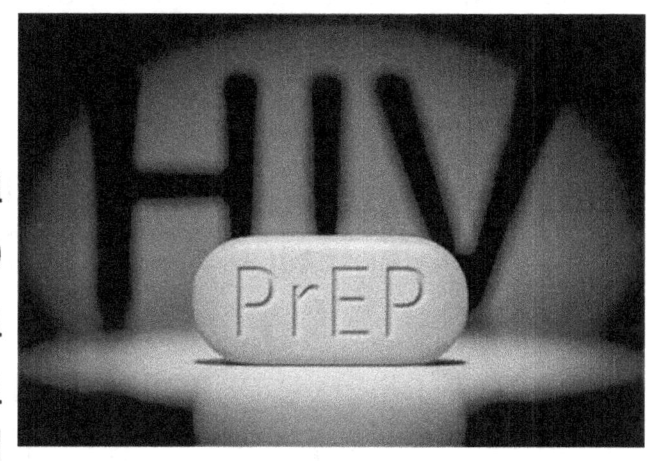

La profilaxis preexposición es una manera de que las personas que no tienen VIH puedan prevenir la infección por el VIH al tomar una pastilla por día. El uso del medicamento combinado emtricitabina-tenofovir (Truvada) puede reducir el riesgo de sufrir una infección por el VIH debido a una transmisión sexual en personas que tienen un alto riesgo de exposición. Truvada también se usa como tratamiento para el VIH junto con otros medicamentos.

Cuando se lo utiliza para ayudar a prevenir la infección por el VIH, Truvada es adecuado únicamente si el médico está seguro de que no tienes el VIH. Tu médico también debería realizar pruebas para detectar una infección por hepatitis B. Si la tienes, tu médico debería revisar el funcionamiento de los riñones antes de recetarte Truvada. Además, debes tomar el medicamento a diario exactamente según lo recetado. Asimismo, debe usarse solo junto con otras estrategias de prevención, como el uso del preservativo cada vez que tienes relaciones sexuales.

COMBATE LA DEPRESIÓN

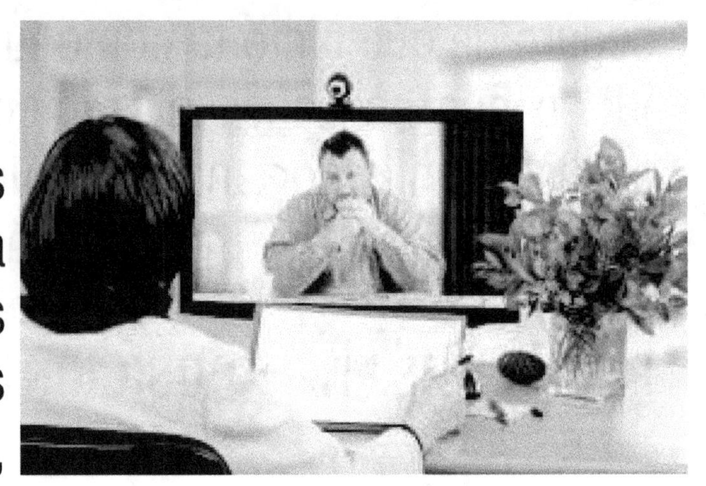

Como bien sabemos, nosotros los hombres gays nos enfrentamos a mucho estrés, en algunos casos rechazo en muchos casos agresiones verbales y/o físicas, por eso corremos un riesgo mayor de sufrir depresión y ansiedad.

Si eres reacio a buscar tratamiento, habla con un amigo o un ser querido de confianza. Dar a conocer tus sentimientos podría ser el primer paso para superar una depresión leve o para en un caso más severo, obtener tratamiento.

CÓMO TRATAR PROBLEMAS CON TU IMAGEN CORPORAL

Hay que darnos cuenta de que constantemente tenemos mucha influencia de los medios y de la sociedad por encajar en estereotipos de belleza. El ambiente gay no es la excepción o quizá también es uno de los lugares donde encontramos mayor presión para encajar en esos estereotipos que nos ponen donde ponen al chico gay joven, guapo, fuerte y con un cuerpazo de gimnasio, lo que nos puede generar ansiedad cuando por mucho que nos esforcemos no logramos alcanzar esa imagen del hombre gay perfecto

Esto en algunos casos puede generar que algunos chicos puedan desarrollar algún trastorno alimenticio o por el hecho de "no comer para no engordar", debilitemos nuestro cuerpo o nuestras defensas.

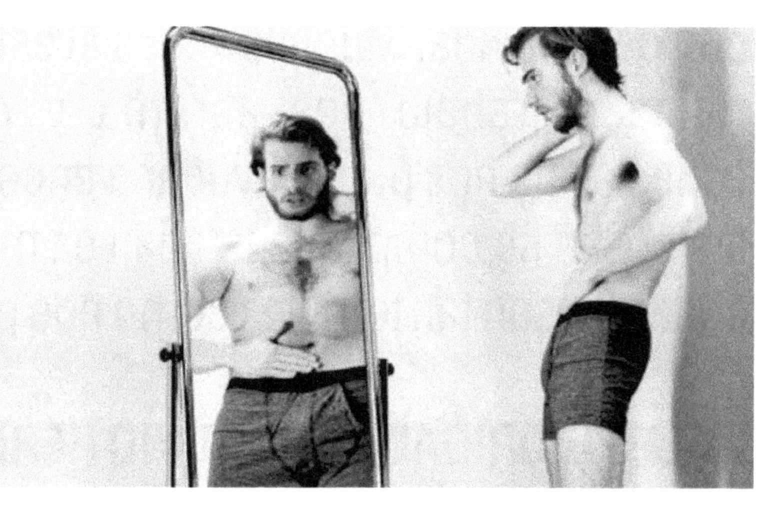

Identificar si tenemos un problema es complicado, pero si comienzas a sentir que tu imagen no corresponde con la meta de imagen física que quieres alcanzar y te empieza a generar cada vez más angustia, has cambiado tu forma de comer, porque la verdad, en estos momentos de contingencia, ¿quién no ha visto aumentado su estrés, su peso, además de la ansiedad de estar encerrado en casa sin poder salir? Y si empiezas a sentir que todo esto te está pesando cada vez más... puede ser la manifestación de que necesitas apoyo. Puedes buscar en internet ayuda por parte del médico, algún terapeuta o psicólogo, e incluso ver algún programa que toque estos temas.

Ahorita sabemos que con la contingencia no es tan fácil salir a buscar terapia, pero hay que aprovechar la tecnología de las redes sociales, el teléfono, el internet, para encontrar información, un grupo de apoyo que nos pueda brindar información sobre qué hacer. Recuerda que no estás solo en este mundo. No pasa nada con pedir ayuda. Muchas veces al estar sintiendo que nuestra vida, rutina o trabajo nos abruma y no podemos con todo, un especialista nos puede ayudar a encontrar soluciones antes de que las cosas se compliquen cada vez más. En muchas ocasiones las cosas no son tan terribles como nos parecen.

DALE PRIORIDAD AL CUIDADO PERIÓDICO DE TU SALUD

Busca un médico que te haga sentir cómodo. Identifícate como homosexual o bisexual, en estos tiempos pues ya los doctores no se espantan si uno les dice que es homosexual (aunque hay excepciones).

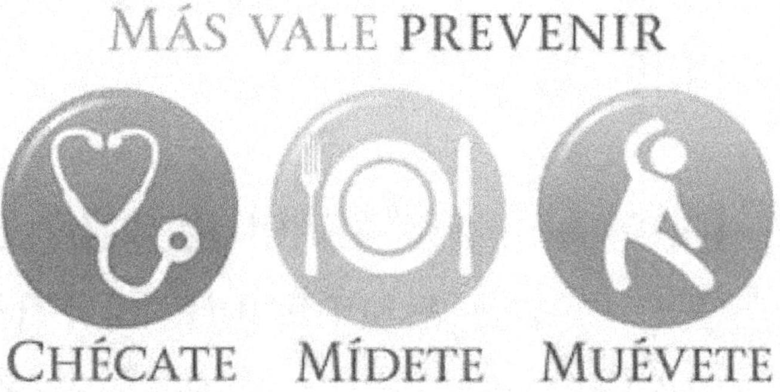

Pregunta sobre los exámenes de rutina recomendados para los hombres de tu grupo de edad, como las mediciones de la presión arterial y el colesterol, y los análisis para la detección del cáncer de próstata, testicular y de colon.

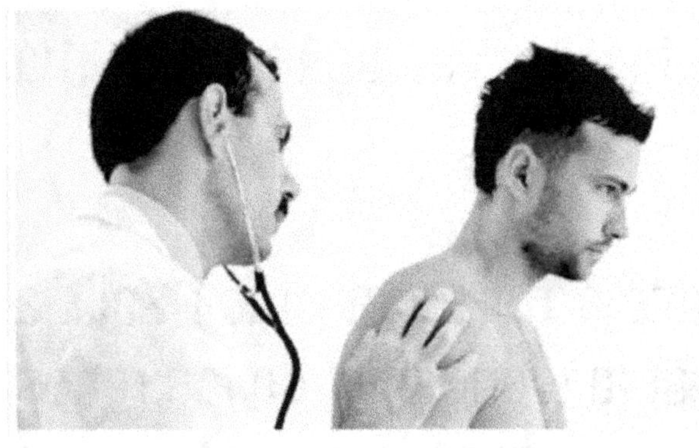

Si no estás en una relación monógama recíproca y duradera, programa análisis periódicos para detección de infecciones de transmisión sexual. Habla con tu médico sobre cualquier otra inquietud que tengas sobre tu salud.

El diagnóstico y el tratamiento tempranos favorecen la salud a largo plazo. Solicita que también te apoyen para cuidar tu alimentación, tu peso así como la prevención de enfermedades.

Es más fácil prevenir una enfermedad que estar tomando un tratamiento permanente para controlar por ejemplo una diabetes. Así que por favor, cuídate mucho, para que tengas una vida larga y feliz.

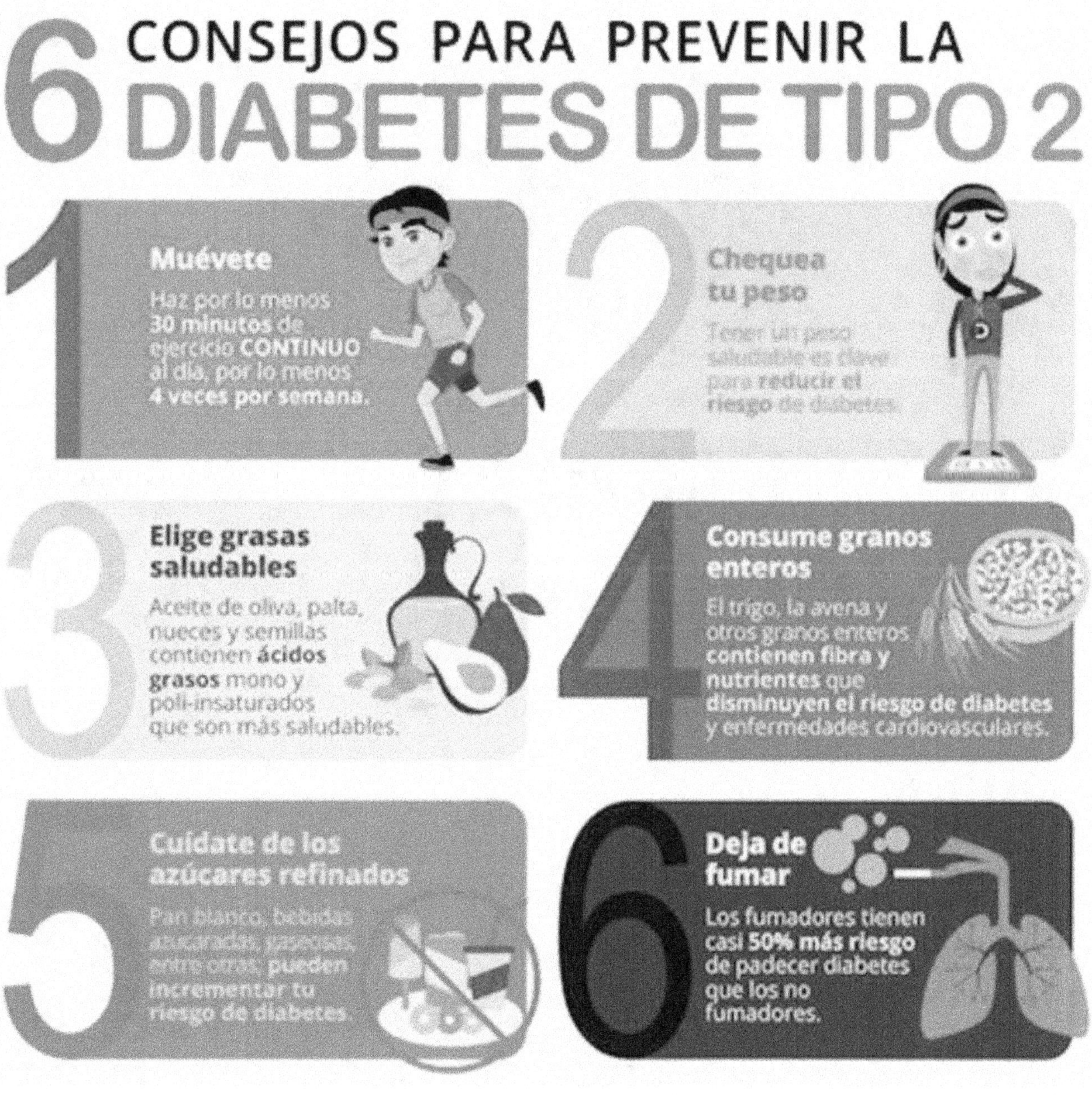

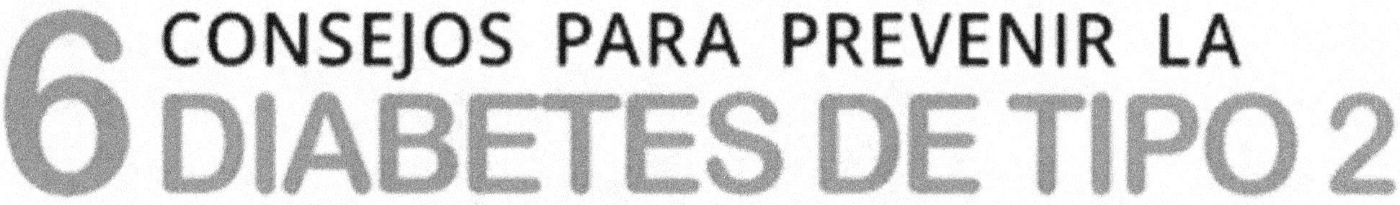

ONIX 2021

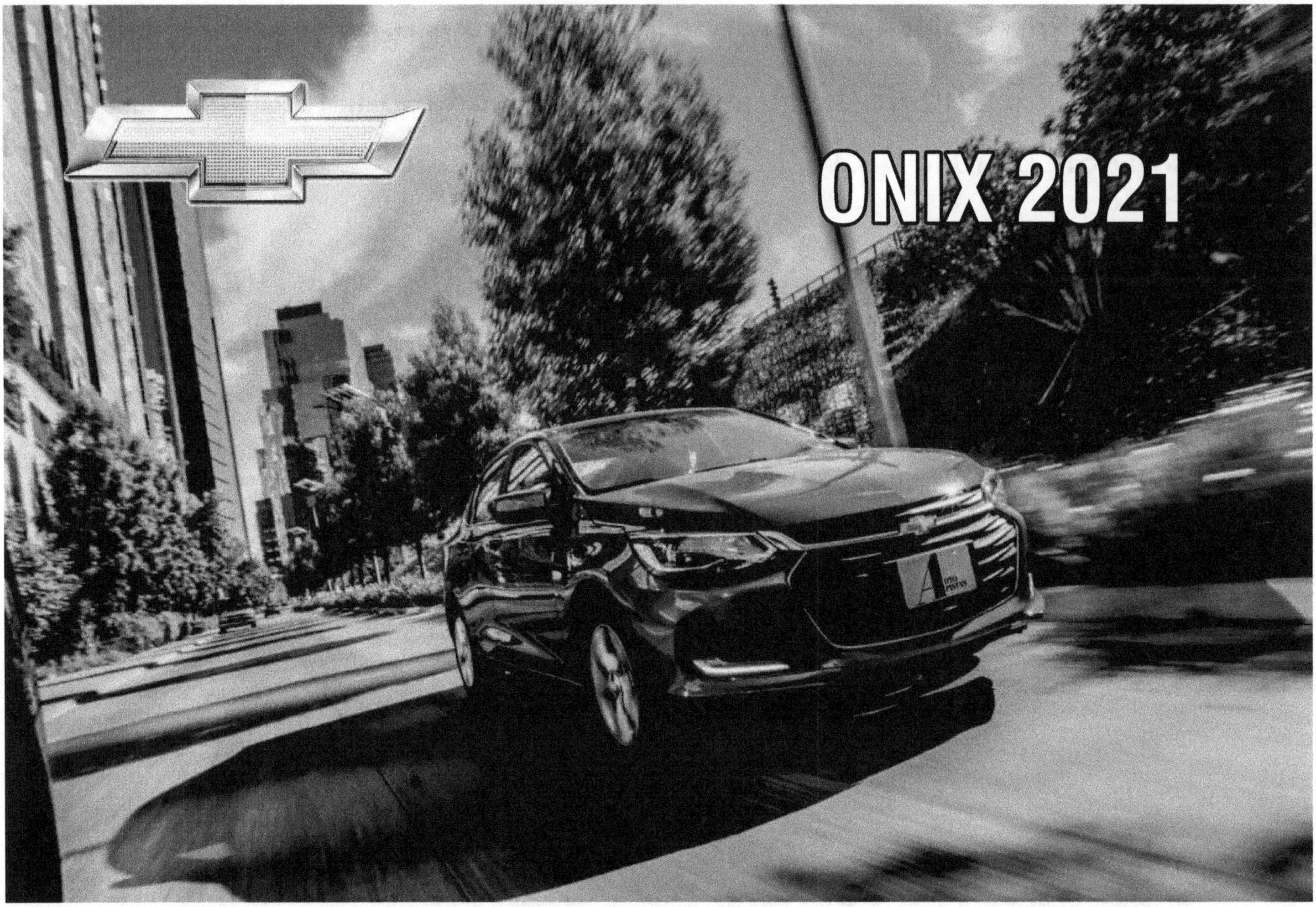

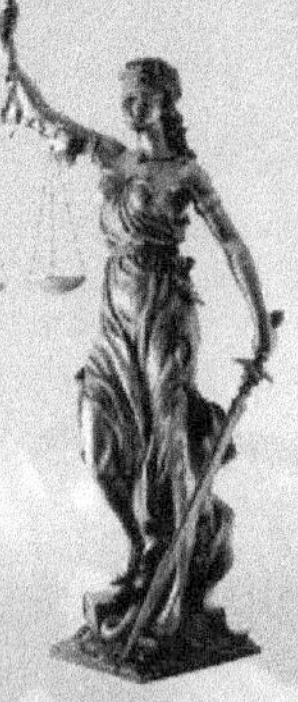

ASESORÍA
JURIDICA
UNIVERSIDAD NACIONAL AUTONOMA D MEXICO
POR MI RAZA HABLARA EL ESPIRITU
CIVIL
FAMILIAR
PENAL
Lic. Víctor Manuel García Tapia
Informes:
55 8183 4361

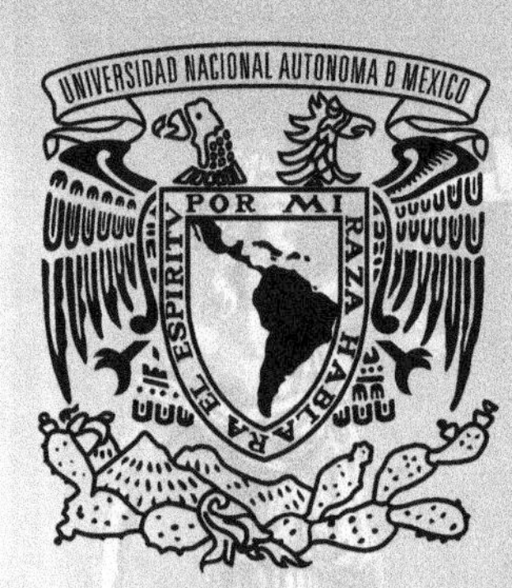

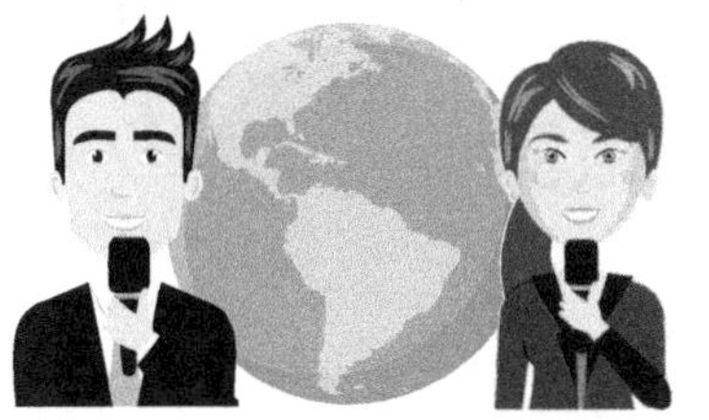

NOTI-GAY

BAR REALIZABA ORGÍAS DURANTE LA PANDEMIA; ALCALDÍA CUAUHTÉMOC LO SUSPENDE

Así como lo leen, queridos lectores, el bar que fue suspendido, que se llama "Lobby Bar", ubicado en calle Avellana No. 20, en la Colonia Santa María la Ribera, en la Alcaldía Cuauhtémoc, fue suspendido en sus actividades por miembros de la Alcaldía, por no contar con su documentación en regla, además de que estaba realizando labores que no deben efectuarse porque no corresponden al semáforo naranja de alerta epidemiológica al Covid-19.

El bar fue suspendido por operar sin documentación, y realizar labores no correspondientes con el semáforo naranja de COVID-19

La acción se hizo en apego a los lineamientos establecidos por el Gobierno de la Ciudad y por instrucción del alcalde Néstor

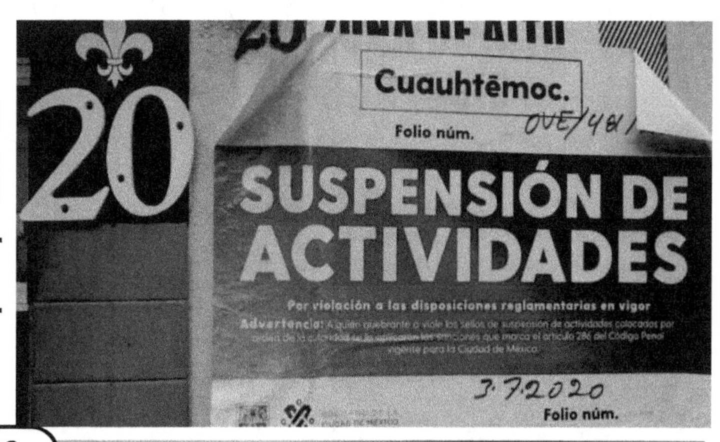

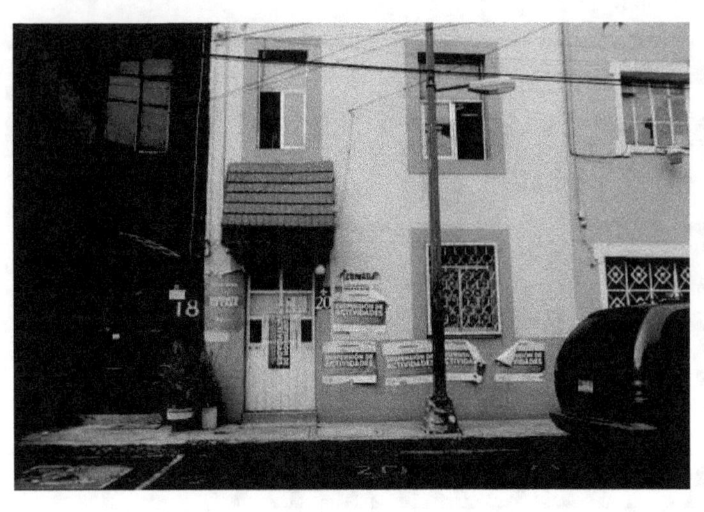

Núñez López; además de atender a denuncias ciudadanas.

Personal de la Dirección de Gobierno de la alcaldía se encargó de realizar la visita de inspección, después de la cual se determinó que el inmueble operaba sin contar con documentación, además de exceder el aforo permitido, en caso de ser restaurante y no considerar el 1.5 metros de distancia entre cada persona.

De acuerdo a las reglas de la nueva normalidad, no se tiene permitido poner música y se debe priorizar el uso de mesas en espacios abiertos.

"Se mantiene un diálogo constante con los dueños de establecimientos dedicados a la venta de comida para que sigan los lineamientos establecidos por la jefa de Gobierno. Además en la alcaldía se hacen recorridos de verificación para evitar suspensiones y revisar que los negocios cumplan con todas las medidas de sanidad", comentó Néstor Núñez.

Fuentes de la alcaldía Cuauhtémoc consultadas por Cultura Colectiva News confirmaron que en el bar "Lobby Revolución" se realizaban orgías en la capital.

El acceso era en ropa interior, con promociones especiales de viernes a domingo con acceso de 17 horas, de viernes a sábado, y domingo de 16 horas en adelante.

"Un lugar muy extraño, es una casa donde puedes tener sexo y en su descripción dice ser bar pero se me hace extraño que no tengan permiso visible para vender alcohol de todo tipo y poder tener orgías ... Los vecinos y la vigilancia están comprados", reza uno de los mensajes escritos por un guía local en Google Maps, sobre la descripción del bar.

>>>> Te dejo los eventos que tengo para este fin

VIERNES DE VERGONES
5 a 11pm - acceso en ropa interior
+ de 18cm **ENTRAN GRATIS**

SÁBADO VIP
5 a 11pm - acceso en ropa interior

DOMINGO LUJIRIA & PECADO
4 a 10pm - acceso en ropa interior

Cooperación $150
Promo: $100 (llegando dentro de la primera hora y pagando

O sea, que no crean que no vigilan las redes sociales amigos y amigas y pues hay que mencionar que hacer orgías pues no es ilegal, pero operar como bar sin licencia y no respetar las medidas sanitarias que están impuestas a los negocios para proteger la salud de las personas pues es obviamente un factor de riesgo. El que haya pasado el semáforo de color rojo a naranja no es que ya todo es normal. Y pues no queremos censurar a nadie, pero este tipo de prácticas sexuales, lo que hacen es ponerse en riesgo a todos no solamente de Coronavirus sino de otras enfermedades.

Supongo que por eso hubo denuncia para que las autoridades entraran en acción.

Sabemos que el cuerpo pide y muchos que no tenemos pareja pues ya no nos aguantamos, pero hay que respetar las medidas sanitarias. Recuerden que ahorita un momento de placer puede tener muchas consecuencias, está el Coronavirus, y están también todas las enfermedades de transmisión sexual que no han desaparecido y no porque ahorita hay una pandemia de COVID-19 tienen menos importancia.

Pues no es del todo de nuestro agrado que haya clausura a lugares, pero pues como todos sabemos hay mucha gente que se ha contagiado de COVID-19, hay mucha gente muriéndose. Y pues realmente lo que ha funcionado y protegido a la mayor parte de la población pues ha sido obedecer y llevar a cabo las medidas de seguridad.

Recuerden que mientras más nos apeguemos a ellas, más rápido estará pasando esta pandemia para que podamos tener una vida normal como antes. Eso sí, amigos y amigas, siempre hay que cuidarnos. Porque estoy seguro que el día que se levante la pandemia, pues todo mundo va a estar urgido. Pero igual, hay que cuidarnos, no dejemos que nos gane la calentura y terminemos con un VIH, Sífilis, Gonorrea, etc. Ante todo HAY QUE CUIDARNOS.

Se enfrentan grupos Profamilia y LGBT por el matrimonio igualitario en Baja California

La tarde de este sábado 12 de Julio de 2020, un grupo de alrededor de mil vehículos pertenecientes a grupos religiosos y representantes del Frente Nacional por la familia, iniciaron una caravana recorriendo las

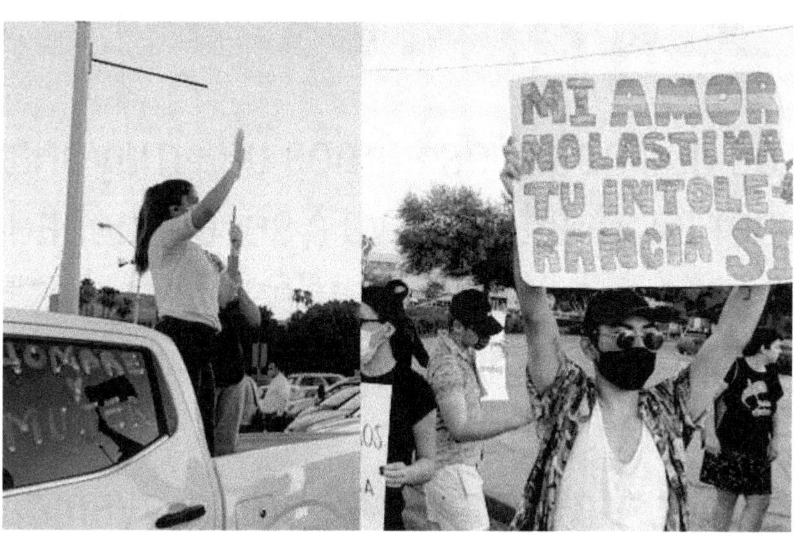

principales vialidades de Mexicali. En días pasados el obispo de Mexicali José Isidro Guerrero Macías convocó este movimiento a través de un comunicado, exigiendo así, que los diputados del Congreso de Baja California voten en contra de la iniciativa del matrimonio igualitario.

El próximo miércoles 15 de julio, se votará en el pleno la iniciativa y se aprobará o no, que las personas del mismo sexo puedan contraer matrimonio legalmente en el Estado. En anteriores ocasiones estos grupos han expresado públicamente el descontento que tienen hacia la "ideología de género".

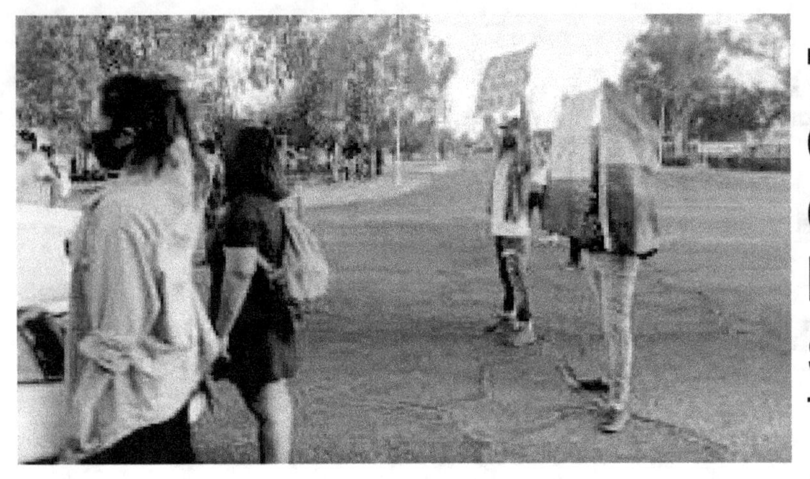

"Nosotros estamos seguros de que esa iniciativa va a ser derrotada en el congreso, hemos realizado acciones no solo en Mexicali, también en Tijuana, Ensenada y Tecate. Y no va a quedar ninguna duda de que nosotros somos una mayoría, que si bien no fue escuchada por los diputados, va a ser escuchada por la presión y la fuerza que vamos a demostrarles a todos", señaló Marcela Vaquera, representante del Frente Nacional por la Familia en Mexicali.

Luego de transitar sobre la avenida Francisco L. Montejano, las Calzadas Justo Sierra e Independencia, los vehículos arribaron a la parte sur del Ayuntamiento Municipal para encontrarse con un grupo de alrededor de 30 personas pertenecientes a la comunidad LGBT cachanilla, quienes con carteles y gritos de igualdad de derechos obstruyeron el paso de más de mil autos que intentaban avanzar en el recorrido.

Entre consignas verbales desde sus autos los mexicalenses en contra del matrimonio igualitario externaron mensajes pertenecientes a la ideología del Frente Nacional por la Familia, mientras que la comunidad LGBT manifestaba que la aprobación de esta iniciativa es una acción a favor de los derechos humanos.

Instagram apoya a comunidad LGBT: Prohibirá promoción de terapias de conversión

Esta vez, amigos y amigas les tenemos esta buena noticia.

La red social Instagram ha anunciado este viernes que actualizará sus políticas para prohibir las publicaciones y contenidos que hagan promoción de servicios de terapias de conversión de personas LGTB, que prometen cambiar su orientación sexual.

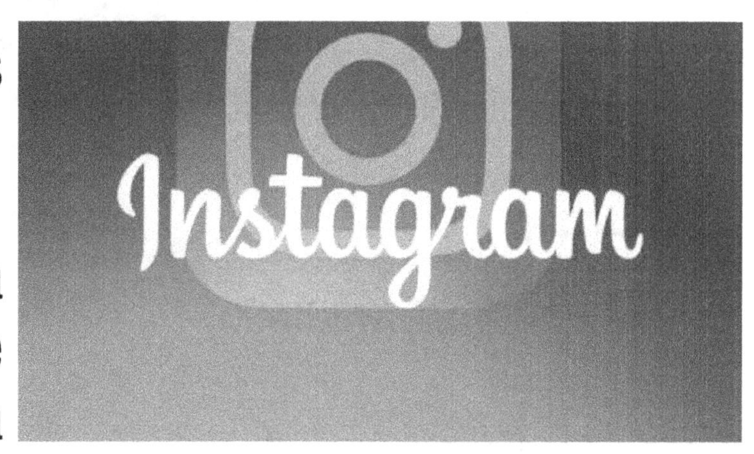

La red social propiedad de Facebook ha tomado medidas para eliminar los contenidos publicado por el canal @coreisuuestrusttv, en el que se hacía promoción este tipo de terapias.

"No permitimos ataques contra personas basados en la orientación sexual o en la identidad de género", como ha defendido Tara Hopkins, directora de Política Pública de Instagram en EMEA (Europa, Oriente Medio y África) en un comunicado remitido a Europa Press.

"Vamos a actualizar nuestras políticas para prohibir la promoción de terapias de conversión", ha anunciado Hopkins. Al principios de este año ya se había prohibido la promoción de estas supuestas terapias en los anuncios, y ahora llega también a las publicaciones orgánicas.

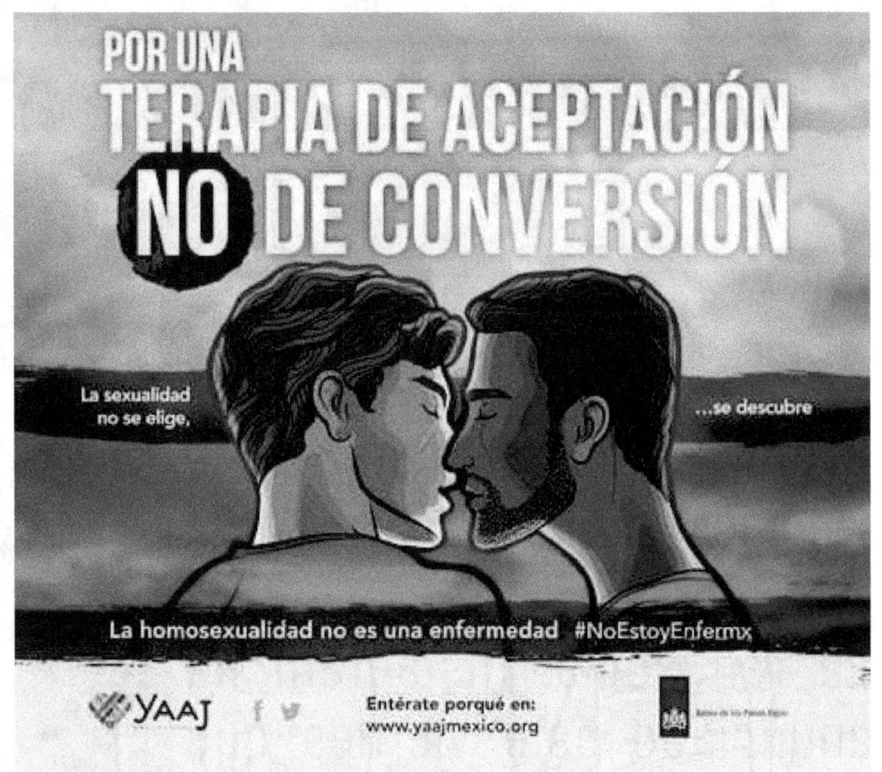

Este es un avance en la lucha por la igualdad de derechos y también para erradicar el prejuicio de que la homosexualidad es una "Enfermedad", cosa que todos sabemos que no es cierto. A nosotros, como Revista Mundo Gay, nos agrada la medida y esperamos que otras redes sociales se unan para que se erradiquen las mal llamadas Terapias de Conversión.

De igual manera, esperamos que este tipo de medidas no solamente se quede en las redes sociales, sino que también los gobiernos de todos los países hagan consciencia y empiecen a legislar y también que no solamente se quede esto en el papel, sino que se haga valer que este tipo de mal llamadas "terapias" no funcionan, no son una solución y solamente generan mucho trauma, dolor tortura física y psicológica a los que son ingresados en ella.

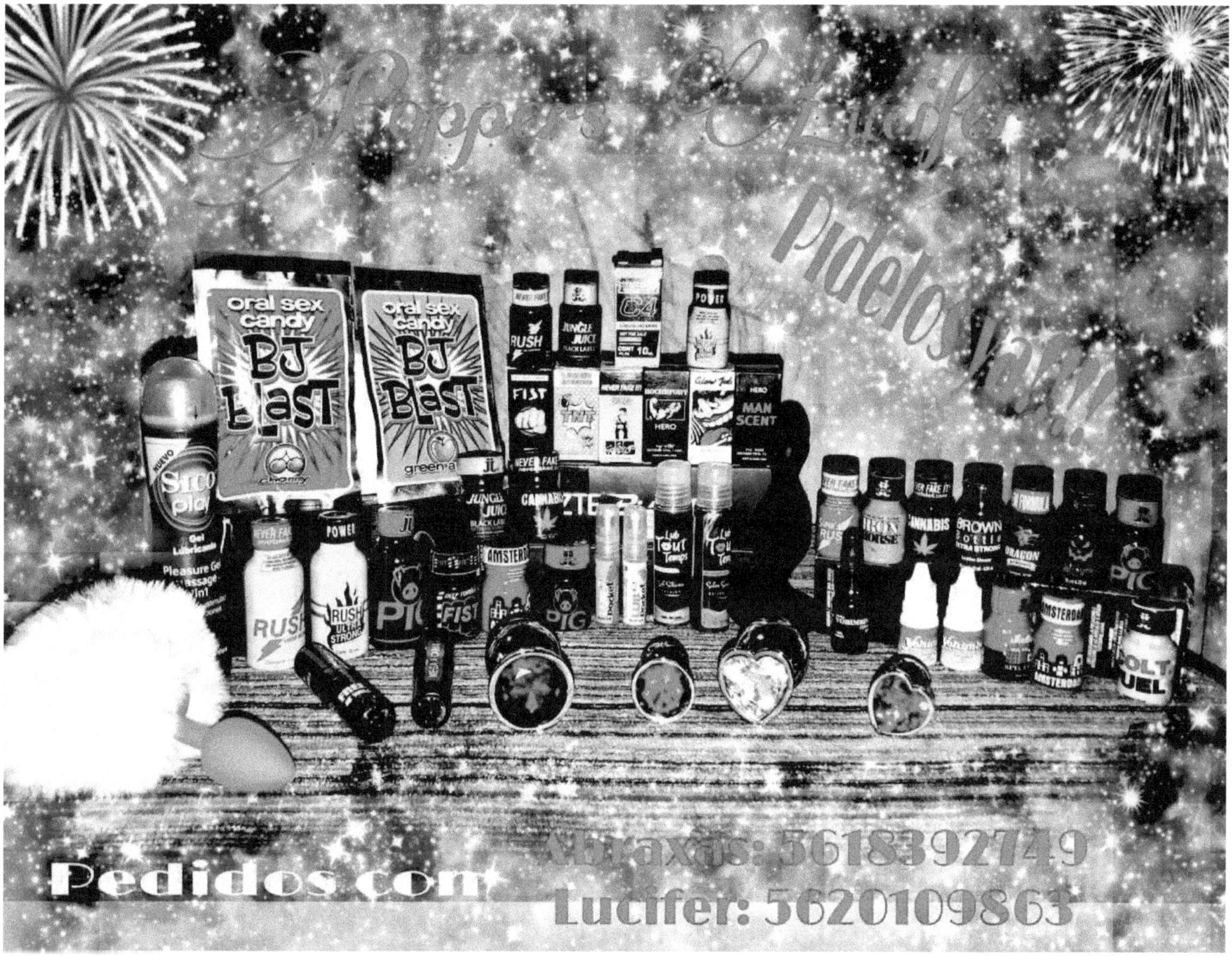

oral sex candy
BJ Blast
oral sex candy
BJ Blast
RUSH
JUNGLE JUICE
POWER
FIST
TNT
HERO
MAN SCENT
SICO play
Gel Lubricante
Pleasure Gel
Massage 3in1
RUSH
RUSH ULTRA STRONG
POWER
PIG
FIST
JUNGLE JUICE
CANNABIS
AMSTERDAM
IRON HORSE
CANNABIS
BROWN bottle
DRAGON
PIG
AMSTERDAM
JOLT FUEL
Pedidos.com
Abraxas: 3618392749
Lucifer: 5620109865

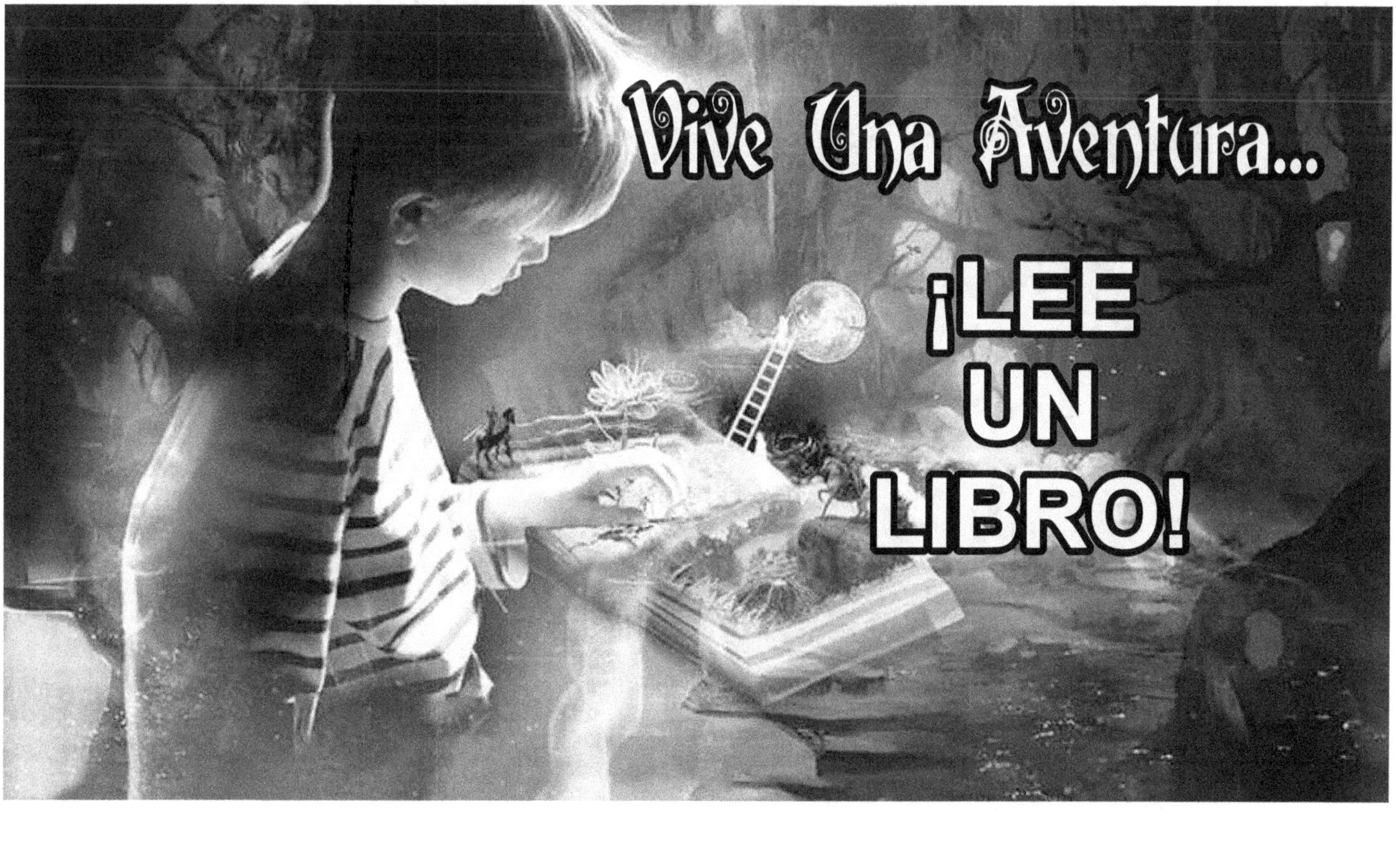

Vive Una Aventura...
¡LEE UN LIBRO!

MUNDO GAY

¡Eres tú!

¡Hola holaaaaaa!

¿Cómo están mis amig@s de todo el mundo? Les mando un saludo a todas, todos, todes, desde México para todos hasta donde estén. No saben cómo nos gusta cuando nos escriben y nos aportan porque como siempre lo decimos y lo recalcamos todavía más en esta sección. ¡Nuestra revista la haces tú!

Así que una vez más publicamos sus aportaciones. ¿Y tú qué esperas? ¿Tienes algo que decirle al mundo? ¿Algo qué compartir? Manda también tu aportación mundogay.revista@gmail.com y será publicada en esta sección. **¡APROVECHEN QUE ES GRATIS!**

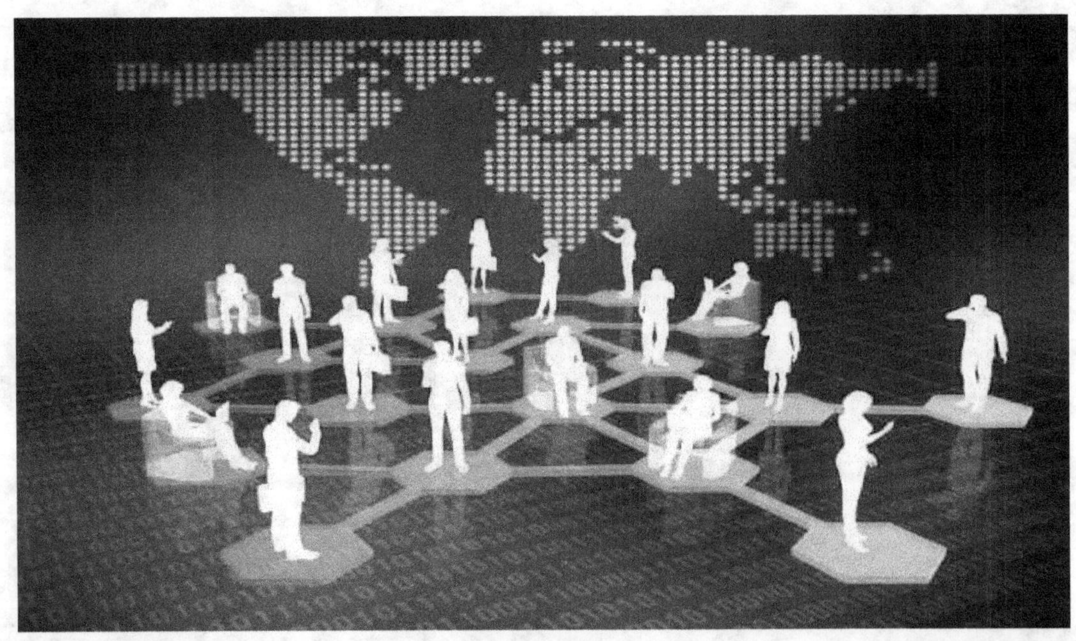

the MALE body

Texto y fotografía Alberto Muñoz

Si bien atravesar un camino sinuoso o una colina empinada requiere de habilidad y maestría, también lo es el recorrer las líneas vigorosas del cuerpo masculino. En ellas se esconden sinfín de posibilidades: encontrar mapas tangibles que forman las venas de sus manos, sienes y falo, descubrir secretos entre los vellos de su sexo, piernas, y axilas, hallar cínicas intenciones en la fuerza de sus brazos y una afrodisíaca pasión en sus ojos.

Cuando un hombre se encuentra excitado no hay impedimentos, ni leyes, ni teorías que lo gobiernen, hará de sus mañas herramientas y se valdrá de ellas para convertir su objetivo en presa. Con el tiempo ha aprendido a juguetear con su lengua, dedos, cadera y logra enternecer sus ásperos movimientos, presumiendo la sonrisa que le provoca la última gota de placer, un gesto tan confiable como una pausada respiración.

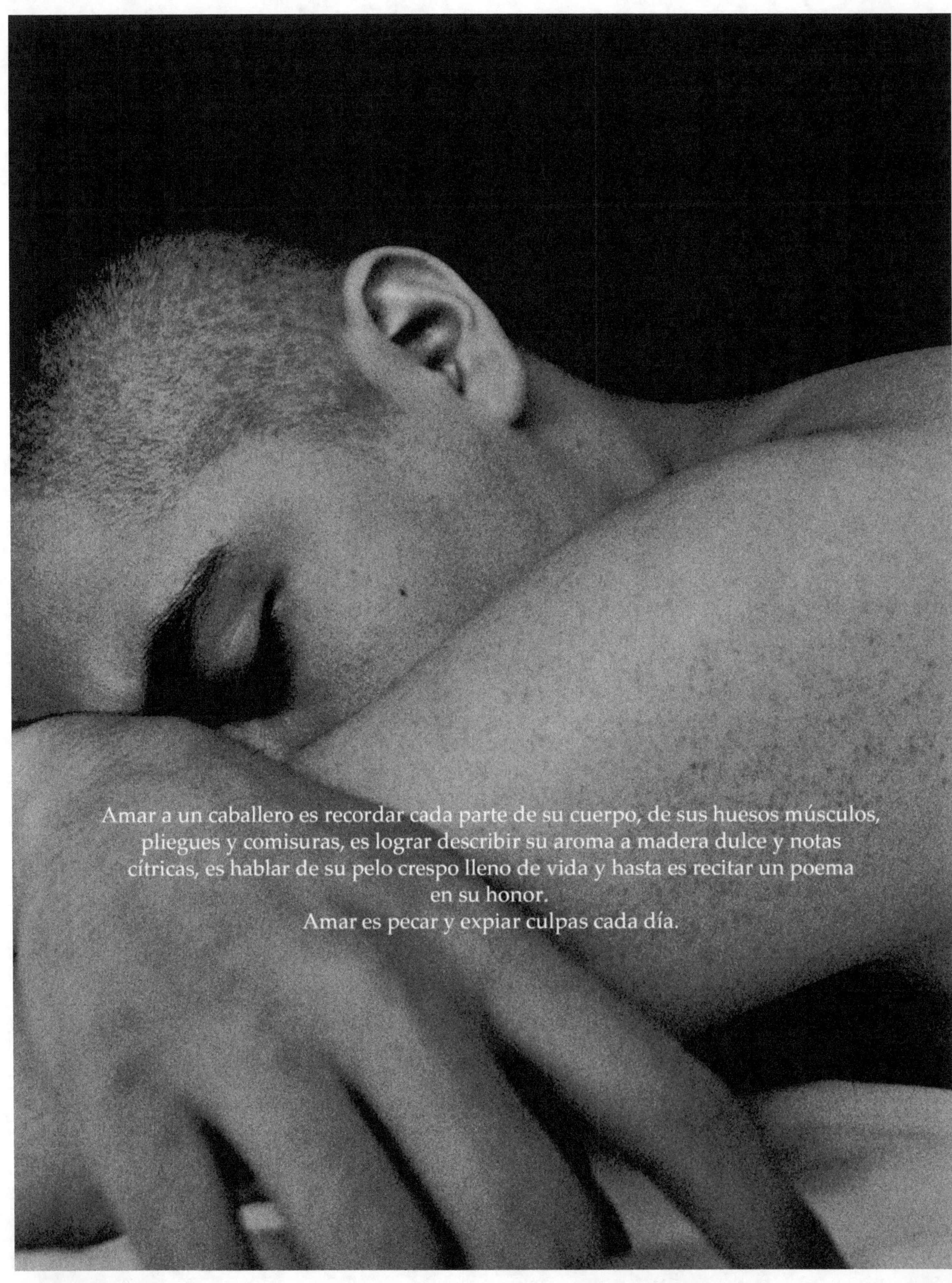
Amar a un caballero es recordar cada parte de su cuerpo, de sus huesos músculos,
pliegues y comisuras, es lograr describir su aroma a madera dulce y notas
cítricas, es hablar de su pelo crespo lleno de vida y hasta es recitar un poema
en su honor.
Amar es pecar y expiar culpas cada día.

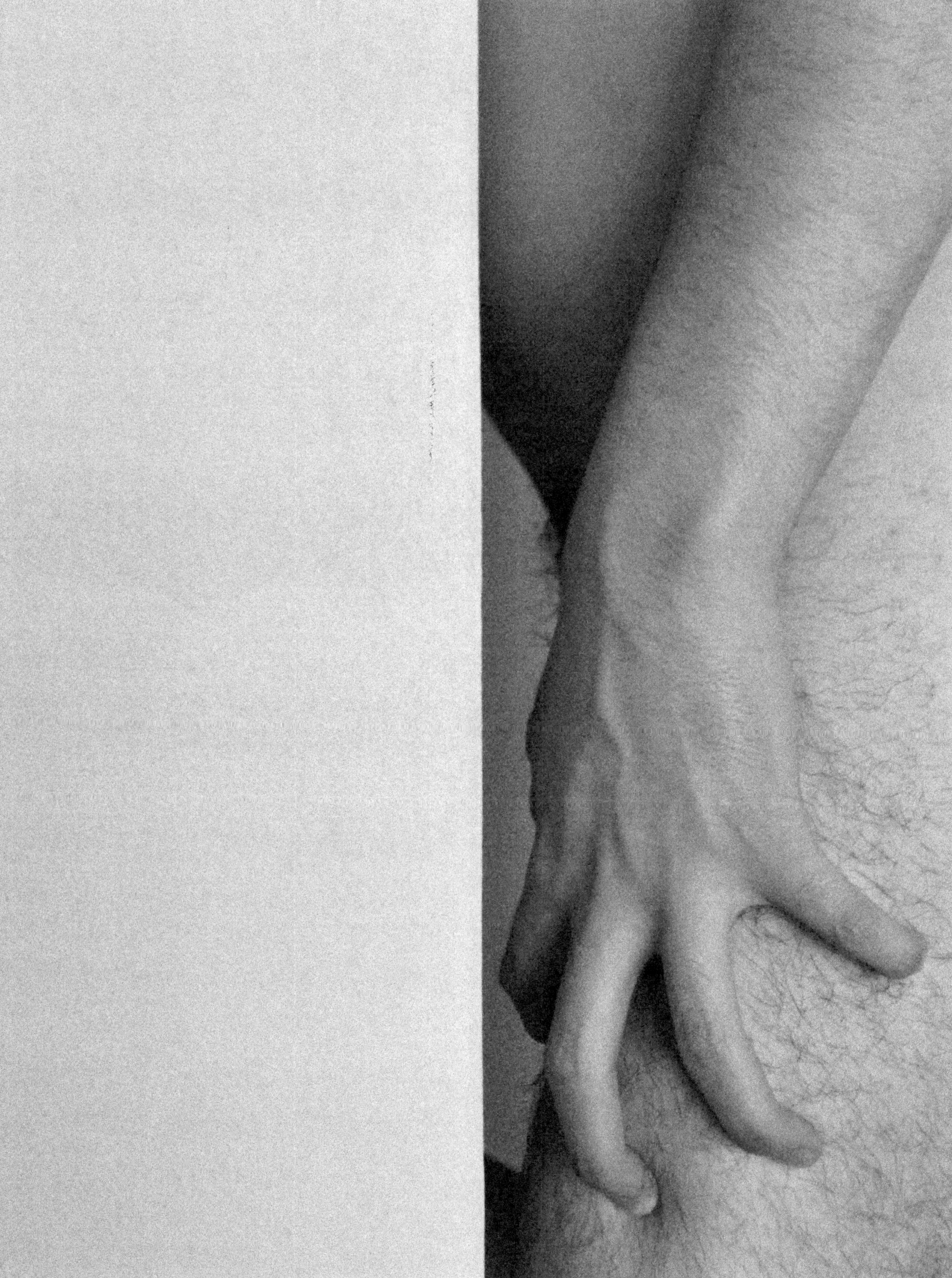

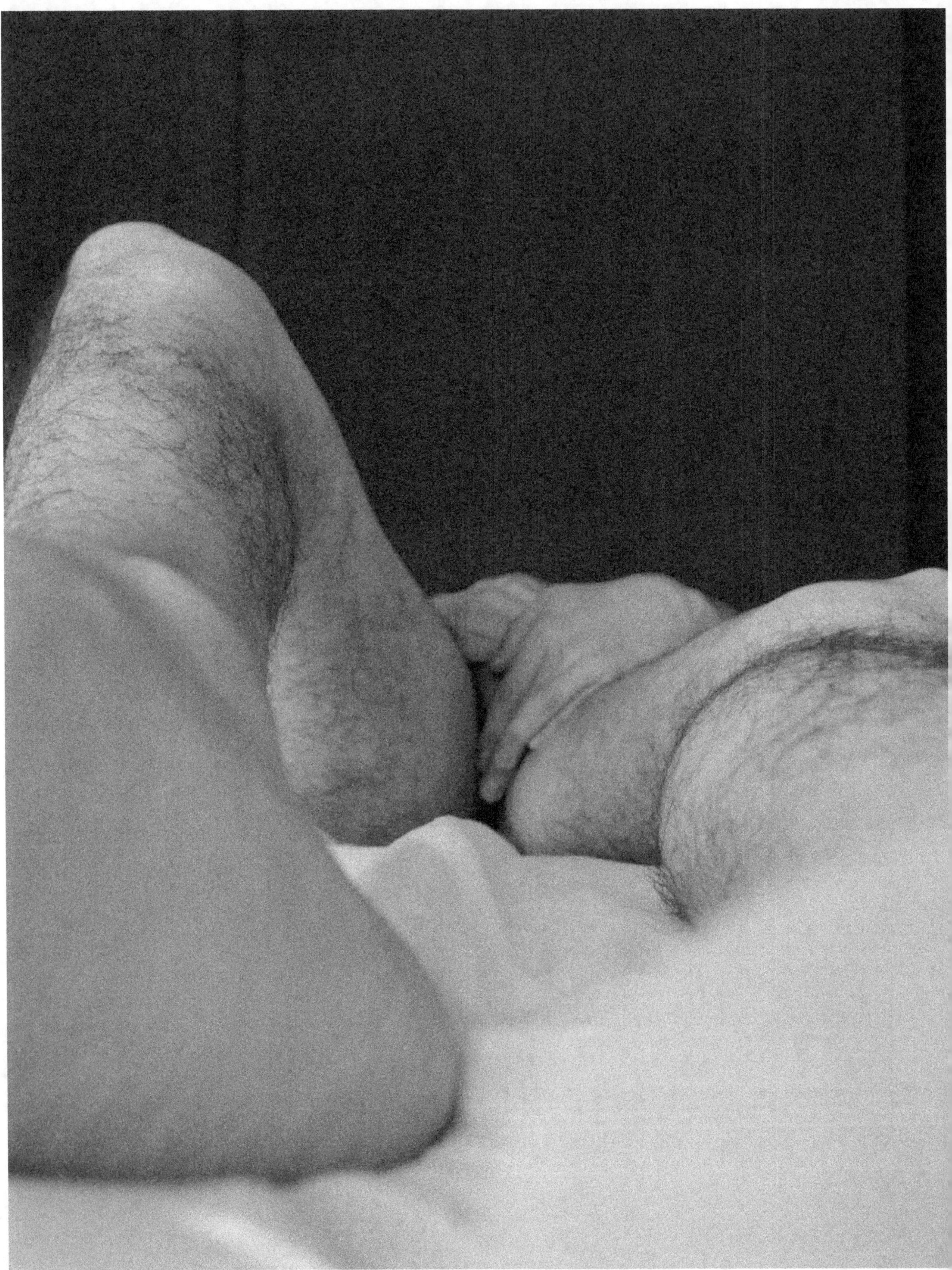

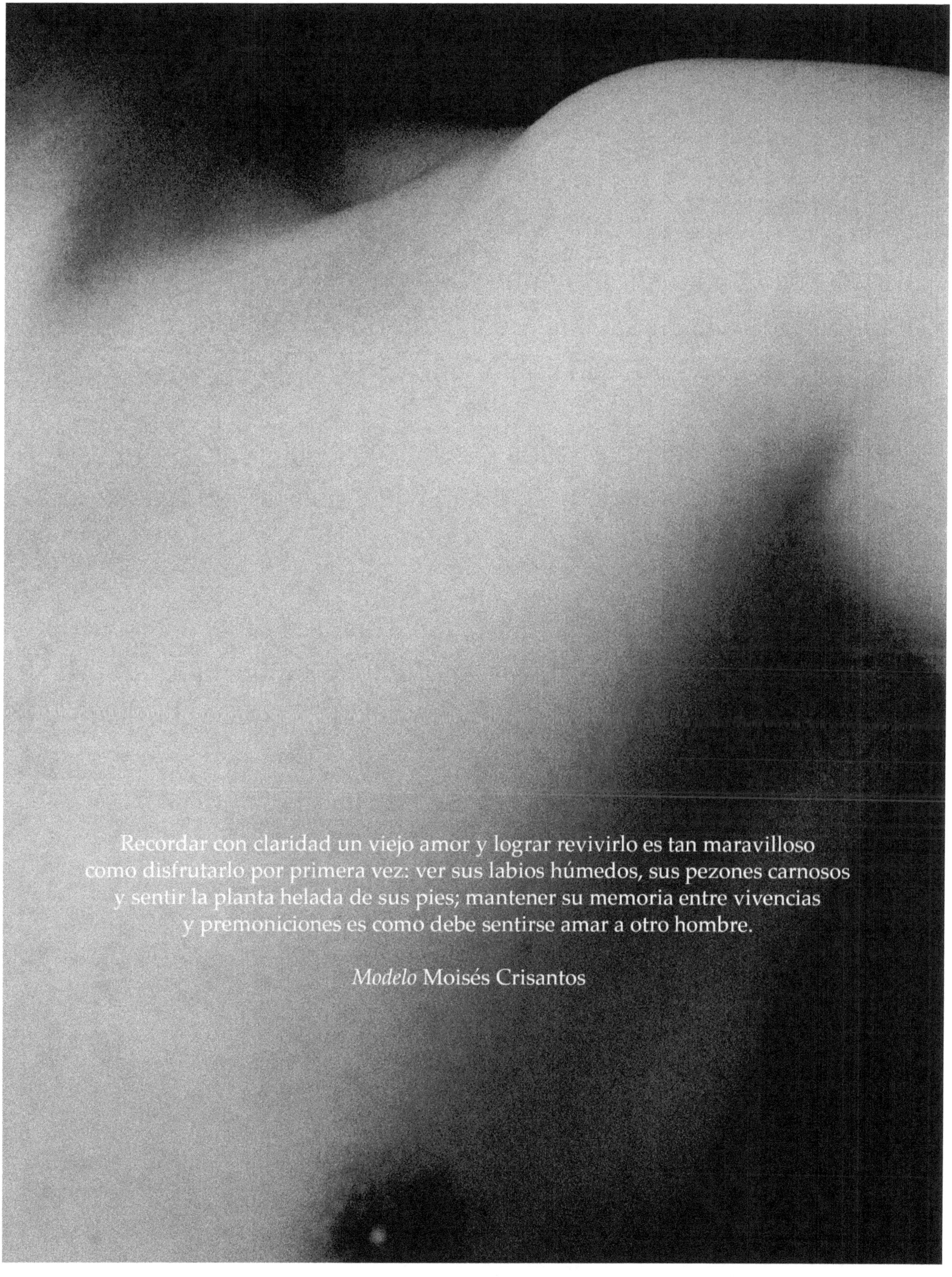

Recordar con claridad un viejo amor y lograr revivirlo es tan maravilloso
como disfrutarlo por primera vez: ver sus labios húmedos, sus pezones carnosos
y sentir la planta helada de sus pies; mantener su memoria entre vivencias
y premoniciones es como debe sentirse amar a otro hombre.

Modelo Moisés Crisantos

¡¡Holaaaaa Amig@s!! o También como me gusta decirles ¡Mis amores! ¡Los saluda su amigo del alma Roger Rocker! ¡Besos para todos, ahí se los acomodan y reparten! ¡Je, je, je, je!

Les quiero agradecer por todos sus correos electrónicos. Ya saben amigos que nos pueden mandar y escribir lo que quieran a mundogay.revista@gmail.com

En esta ocasión, ¡¡¡¿Qué creen?!!! Esta vez, como dice nuestra comadre La Trevi ¡AGÁRRENSE! Porque tenemos una Entrevista Exclusiva con un Excelente Cantante, Talentosísimo, que tiene un proyecto increíble, al que seguramente muchos ya lo conocen y han visto sus vídeos en Youtube. Así que sin más preámbulos **¡TENEMOS CON USTEDES A PEDRO SAMPER!**

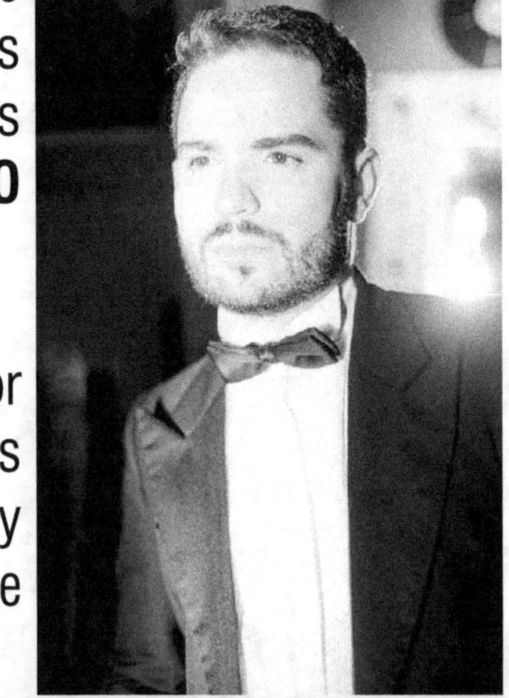

RMG: Para empezar muchas gracias por aceptar esta entrevista. Como te platicamos anteriormente hemos conocido tu trabajo y nos parece muy interesante, además de que

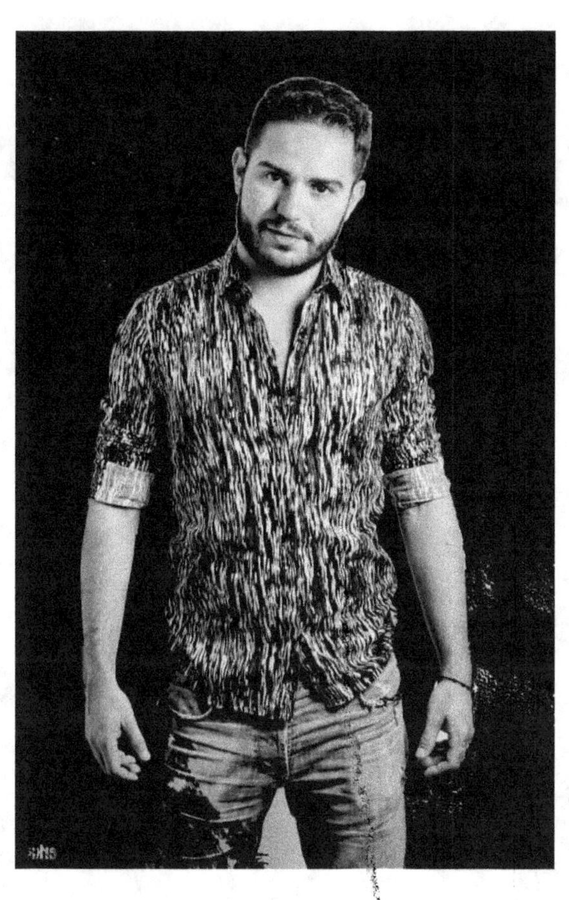

todas tus canciones contienen mucha calidad. Pero bueno, empecemos por el principio.

RMG: ¿Cuál es tu nombre completo?

Pedro Samper: Pedro Abraham Samper

RMG: ¿De qué Nacionalidad eres?

Pedro Samper: Soy MEXICANO, Nací en Torreón, Coahuila y allá crecí, pero hace 10 años me vine a Cancún y actualmente aquí vivo.

RMG: ¿A qué edad te diste cuenta de que eres gay?

Pedro Samper: Entre los 15 y los 19 ya ves, es un camino largo entre la heterosexualidad – bisexualidad – homosexual, todo un journey.

RMG: Sí, mucha gente piensa que es fácil, pero los que lo vivimos sabemos que no lo es.

RMG: ¿Fue difícil para ti aceptarlo?

Pedro Samper: Sí.

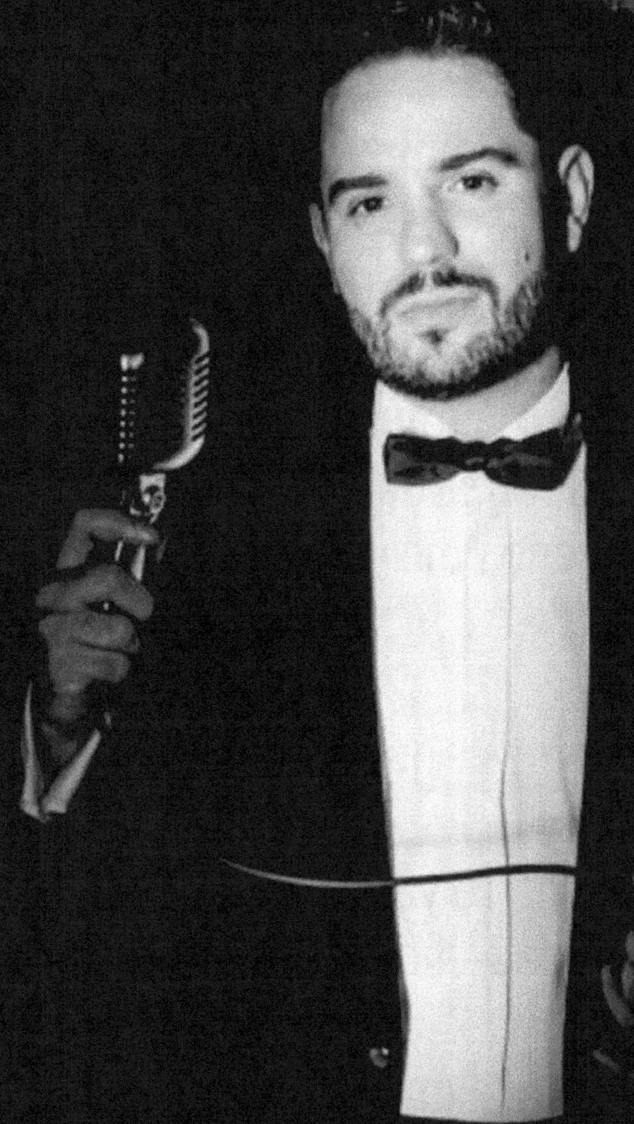

Pedro Samper

RMG: Te entendemos. En realidad sabemos que uno nunca termina de salir del clóset, porque uno sale con los amigos, la familia interna, después con la familia del lado de tu mamá, luego la familia del lado de tu papá, en el trabajo, con el amigo de tu amigo, el vecino que se acaba de cambiar, el cuñado que anda con tu hermana, el amigo del cuñado, etc. ¡Uff! ¡Ya hasta me cansé! Pero cuéntanos Pedro ¿en qué momento saliste de clóset con tu familia?

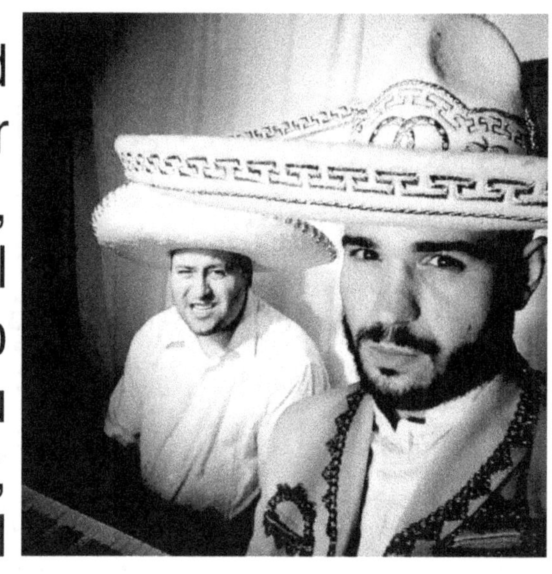

Pedro Samper: Primero se lo dije a una prima, luego a mi hermano, luego a un primo, luego a mi mamá, finalmente a mi papá, y a mis mejores amigos, los demás ya no me importaron realmente.

RMG: Por favor, cuéntanos. ¿Cómo fue?

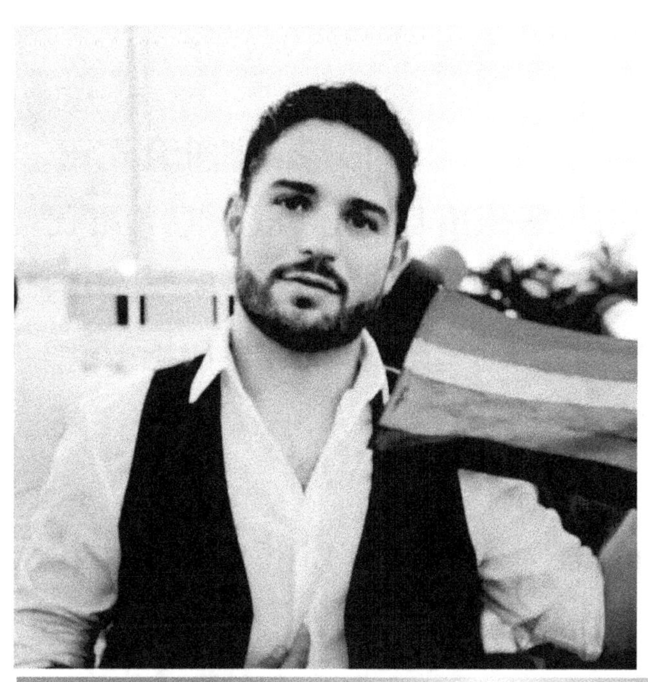

Pedro Samper: Cuando tuve mi primer novio fue cuando me decidí a hablar con las personas que realmente me interesaban.

RMG: ¿Crees que ahora es más fácil ser gay que antes?

Pedro Samper: Definitivamente sí,

cada vez es más fácil, cada vez está más abierto esto.

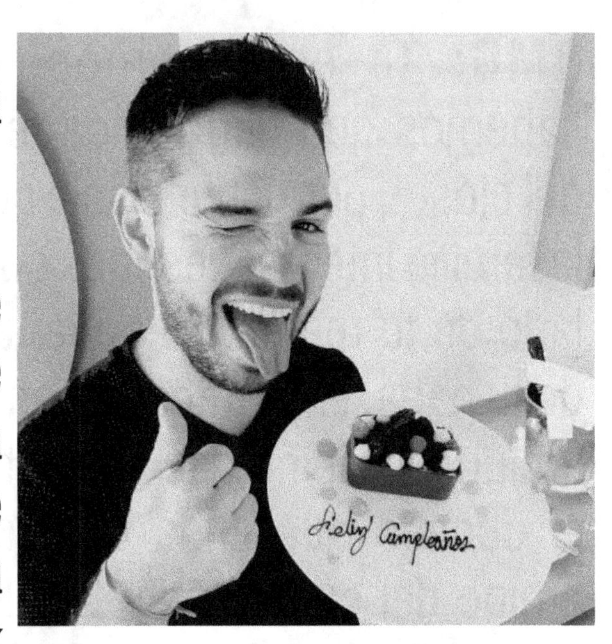

RMG: Y bueeeno, Pedro, ya que estamos en confianza, aquí entre amigos pues…. esta es la pregunta obligada, porque incluso algunos de nuestros lectores que nos mandaron la sugerencia por email y por Facebook de que te contactáramos, nos la encargaron, NO LOS VAMOS A BALCONEAR DICIENDO NOMBRES, pero hay varios chicos que quieren saberlo, porque hay videos de una boda en tu canal de Youtube, pero ya sabes muchos dicen que sólo fue para el vídeo de "Con los Ojos Cerrados" otros que sí fue de verdad… y bueno, también porque tienes otros vídeos donde pues ahí se representa romance con otros chicos, pero bueno ¡Ya! Sácanos de la duda, a ver si me llevo la quiniela, no es cierto jejejeje. Pero bueno, ¿eres soltero o estás casado? ¿O tienes ahorita algún romance?

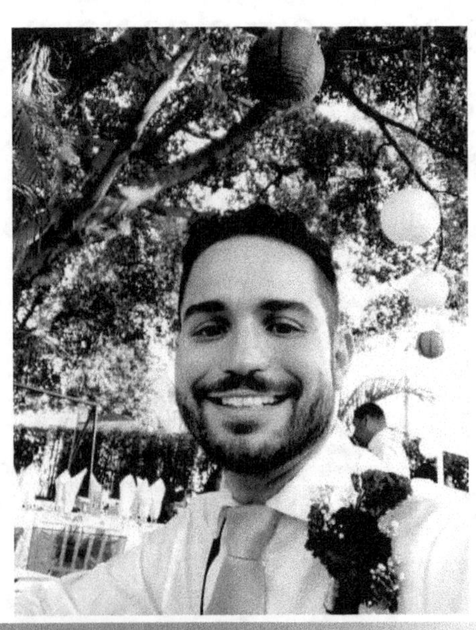

Pedro Samper: Tengo novio actualmente. Muchos de mis videos son parte verdad, parte mentira, pero regularmente ya cuando cuento la historia es pasado, es decir no es que esté pasando en ese momento.

RMG: Ok, entonces ya saben chicos, **TIENE NOVIO. ¡Aquí nos dio la exclusiva!**

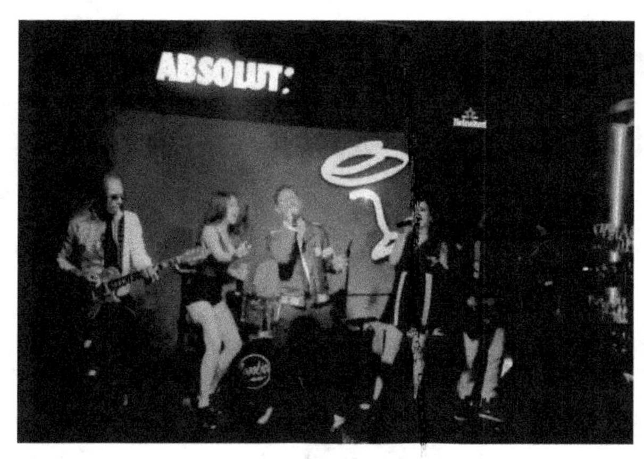

RMG: Muchas gracias por tu sinceridad. Hasta ahí la dejamos con tus intimidades, porque hubo algunos que hasta tu rol sexual quieren saber, pero pues **ESO ES PRIVADO.** Je, je, je. Y bueno, pues ya comenzando ahora sí con las cuestiones de trabajo, cuéntanos: ¿desde cuándo comenzaste a cantar?

Pedro Samper: Si es algo muy íntimo, pero creo que es un tabú, por lo mismo me gusta que vayamos avanzando en ese sentido y que la vida sea cada vez más fácil, así que, aunque no lo preguntaste pero veo que lo quieren saber, no tengo problemas de estacionamiento, la vida es fácil, ahora sí que me acoplo, con cada persona es algo diferente... Comencé a

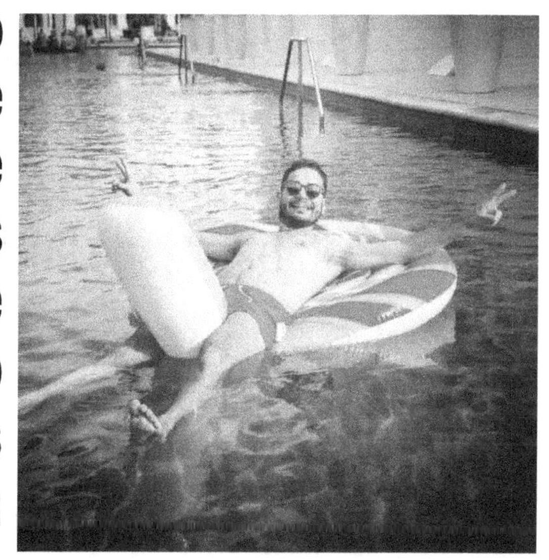

cantar mal desde chico, y joven seguí cantando muy mal, pero seguí y el camino que me fue moldeando. Pienso y quiero creer que cada vez canto mejor.

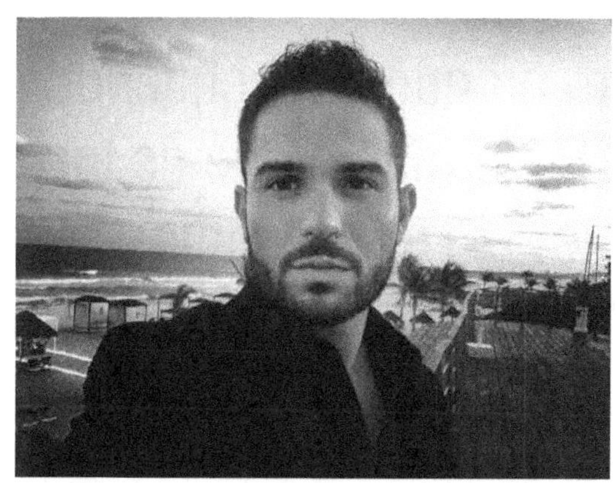

RMG: Bueno, ya le contestaste a los curiosos. Muchas gracias por la confianza. Volviendo a tu carrera, para aprender a cantar, ¿estudiaste canto en alguna escuela o escuelas?

Pedro Samper: Soy amateur, sólo una maestra me ayudo a sacar el vibrato, estuve como 2 meses con ella.

RMG: Mira, qué interesante. Adentrándonos un poquito más, ¿en qué momento quisiste cantar canciones donde el protagonista es un hombre gay que le canta a otro hombre gay?

Pedro Samper: Creo que toda mi vida, nunca olvidare la canción titulada "Mentiras" de Lupita Dalessio, mi mamá tenía ese cassette y yo lo ponía cuando ella no estaba, desde entonces me la sé de memoria.

RMG: ¿Cómo se te ocurrió la idea?

Pedro Samper: Pues fue una cosa que quería hacer grabar videos y poco a poco fui sincerándome con la música que me gusta interpretar. La que siento, que me llega; y en ese afán de asincerarme, pues ¿por qué le habría yo de cantar a una mujer si actualmente me lío con hombres?

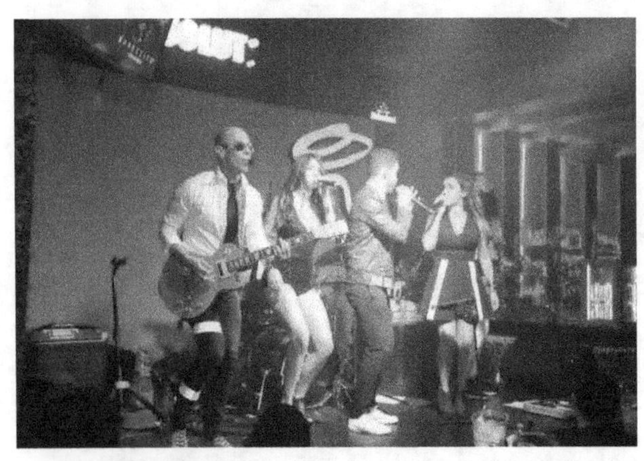

RMG: Eso que ni qué. Te entiendo perfectamente. Es lo más padre de tus interpretaciones. ¿Tú ya tenías el sueño de ser cantante profesional desde niño?

Pedro Samper: Creo que de alguna manera inconsciente, nunca fue algo consciente

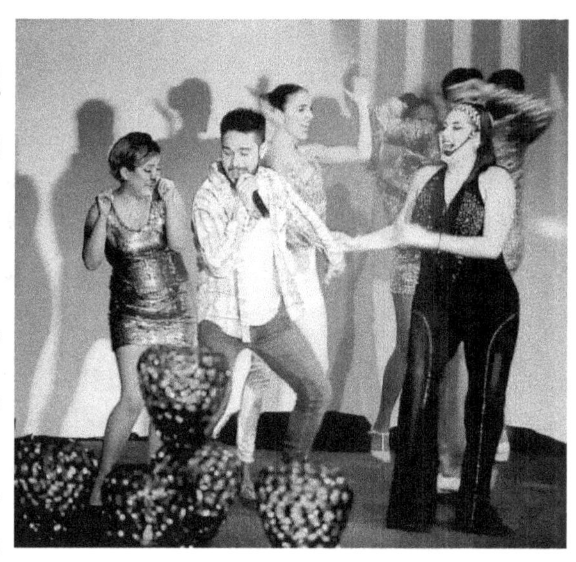

RMG: En este caso, pues hemos visto y escuchado tu trabajo. Tiene gran calidad y la verdad, viendo el trabajo ya terminado a veces la gente normal, lo vemos como algo muy fácil, pero nosotros que estamos en el medio pues sabemos que no es nada fácil dedicarse a cantar y tener éxito. Además de que salir del anonimato también está canijo. ¿Encontraste alguna dificultad para tu propuesta artística o hubo aceptación inmediata?

Pedro Samper: Sigo encontrando dificultad, realmente hay muchas envidias en el medio, no hay apoyo entre nosotros mismos, además hay veto, si le hablas a alguien o eres amigo de alguien, por otro lado, los medios de comunicación sólo te escuchan si es junio, y ya.

RMG: Es una gran verdad lo que mencionas. Por eso chicos y chicas, ¡hay que tener más unidad! Así como también hay que apoyar a nuestros talentos 100% Mexicanos y más si son LGBT. Como bien sabes, nuestro interés es dar a conocer contenido de gran calidad como el tuyo ¿durante tu carrera has recibido algún apoyo o patrocinio?

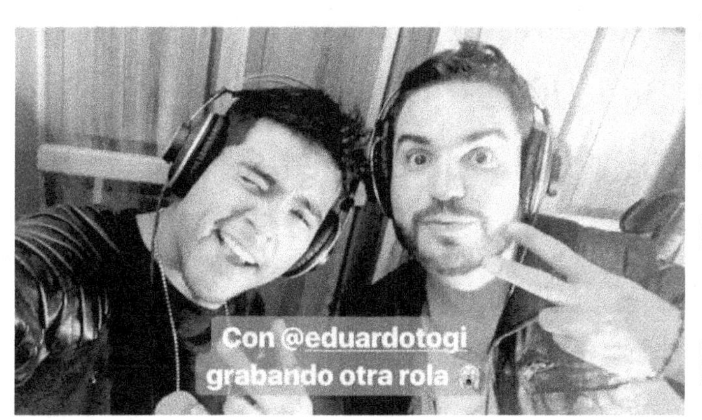

Pedro Samper: He recibido apoyo de

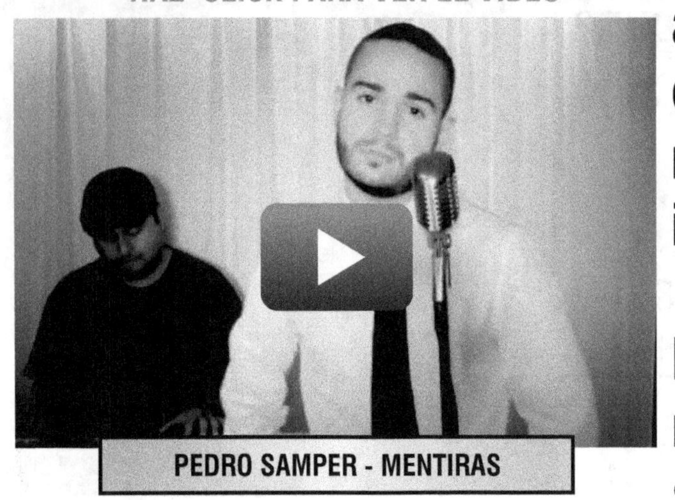

algunos amigos, y para la realización de algunos videos algunos lugares me han apoyado con las instalaciones, es todo.

RMG: También sabrás que, en este mundo de hoy tan globalizado, cantar sólo en español pues ya no es suficiente para llegar a todo el público de la Comunidad LGBTTTIQ+, también sería muy interesante que cantaras en otros idiomas, por ejemplo: inglés, italiano, portugués, francés. ¿Has pensado en cantar en algún otro idioma que no sólo sea español?

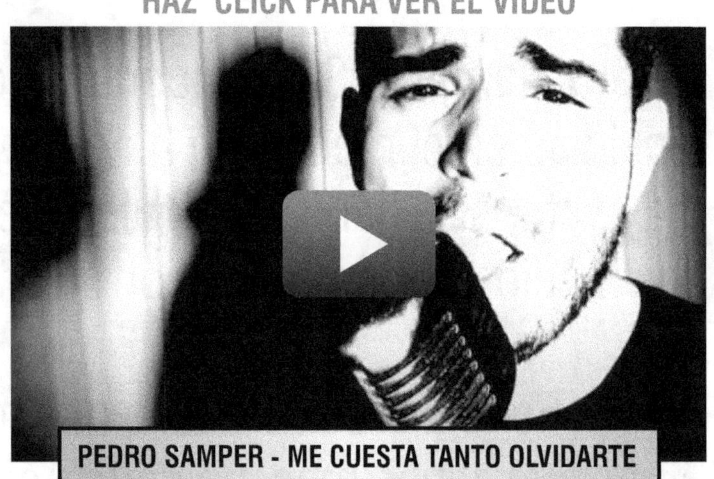

Pedro Samper: Sí lo he pensado seriamente, sería en este caso inglés.

RMG: Otro detalle, ¿cómo es que escoges las canciones que quieres interpretar?

Pedro Samper: No es que yo decida, más bien son mis sentimientos, es decir, lo que me mueve al cantar, hay unas que de plano no me mueven nada entonces no las canto, aunque me las pidan.

RMG: Con razón les pones tanta enjundia. También hemos visto que te gusta mucho hacer duetos, ¿qué es lo que te gusta al cantar a dueto?

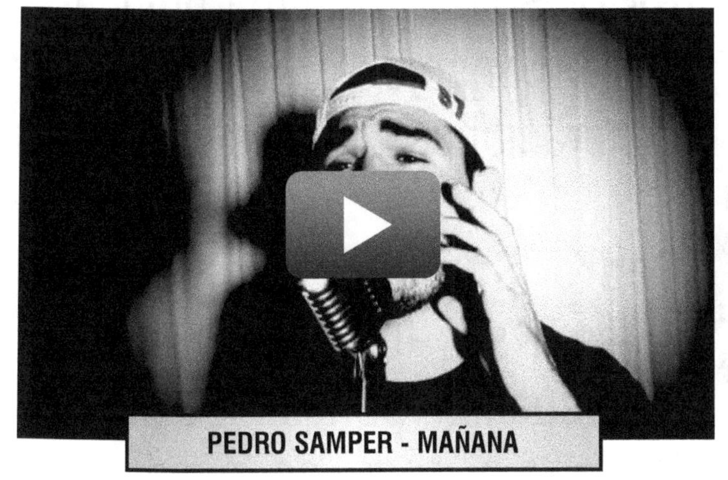

PEDRO SAMPER - MAÑANA

Pedro Samper: Es una experiencia, combinar tu voz con la de otra persona, es casi como tener sexo, de verdad es algo muy íntimo, y queda un recuerdo plasmado, para mí es como mi álbum de fotos, tengo muchos recuerdos de cada dueto.

RMG: En tus canciones originales, a mí en lo particular me encantó la de "Mira cómo nos miran", lo que nos lleva a preguntar ¿qué proyectos musicales tienes a futuro?

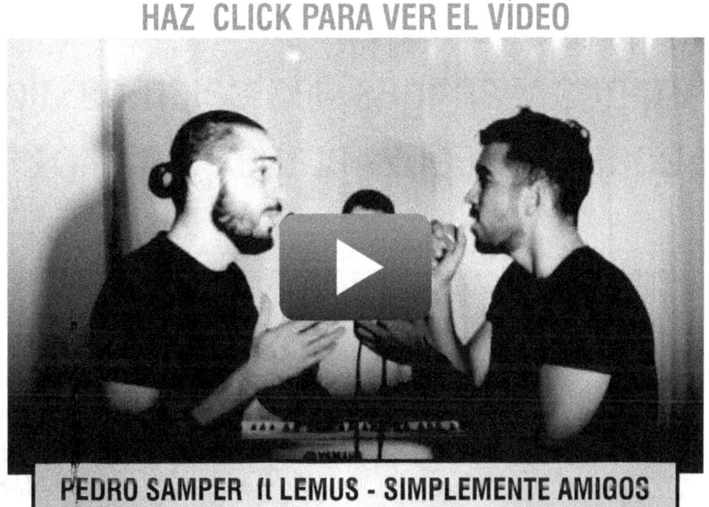

PEDRO SAMPER ft LEMUS - SIMPLEMENTE AMIGOS

Pedro Samper: La verdad ahorita estoy aprendiendo cosas nuevas en cuanto a la edición de audio y video para cada vez tener mayor calidad en mis videos, así que es lo que estoy haciendo a corto plazo, así como estoy yo mismo produciendo las versiones, espero pronto poder sacar otros temas de mi autoría que tengo atorados.

RMG: Agradecemos mucho tus comentarios. Gracias por tu tiempo y también gracias por dejarnos conocer un poquito al ser humano detrás del Artista.

HAZ CLICK PARA VER EL VIDEO

PEDRO SAMPER FT SALVADOR NUÑEZ
THE WINNER TAKES IT ALL

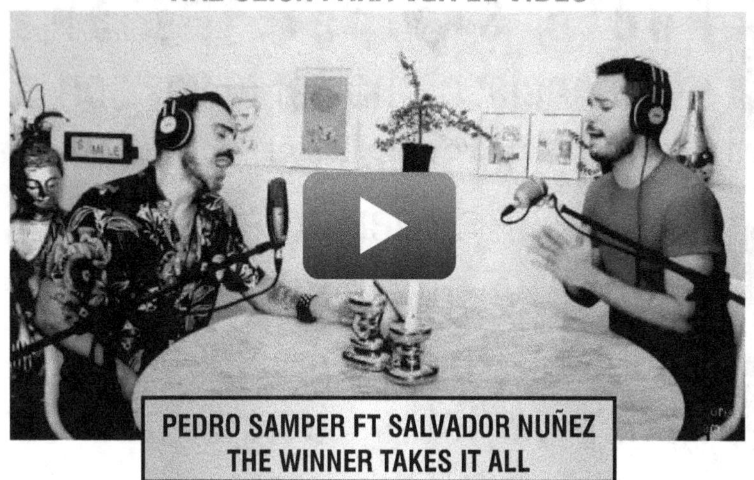

RMG: Sólo una última pregunta, ¿qué consejo le darías a las generaciones actuales y futuras?

Pedro Samper: Sean lo que quieren ser, trabajen en ello no sólo sueñen, pongan los pies en la tierra y todo se puede con esfuerzo.

Amigos y amigas, les dejamos algunas muestras más del magnífico trabajo de Pedro Samper. Síganlo en sus redes sociales.

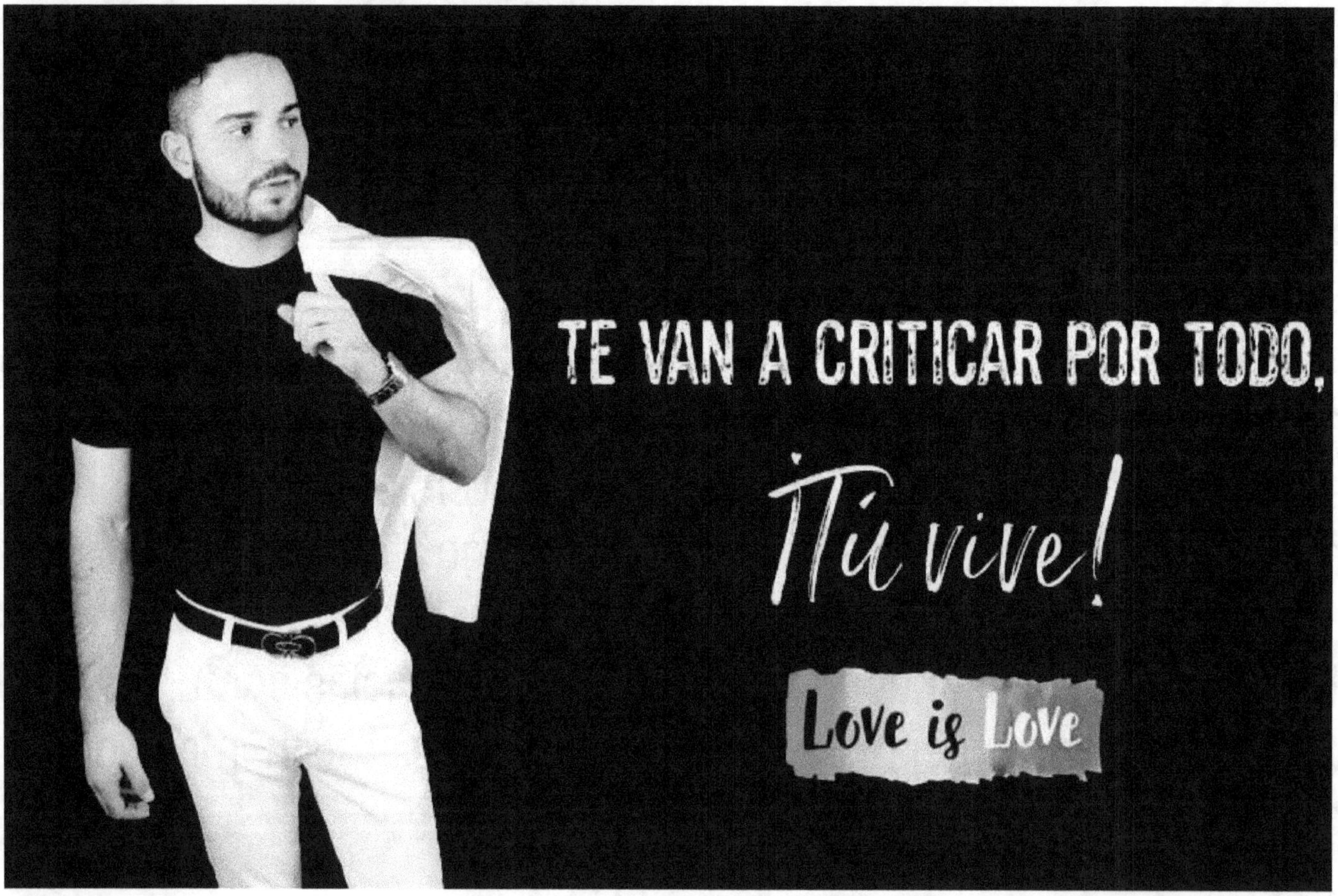

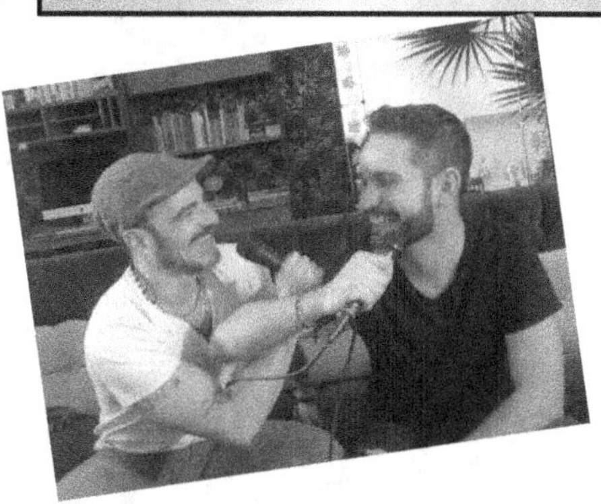

PEDRO SAMPER - NO ME ACUERDO

Pedro Samper

HAZ CLICK PARA VER EL VIDEO

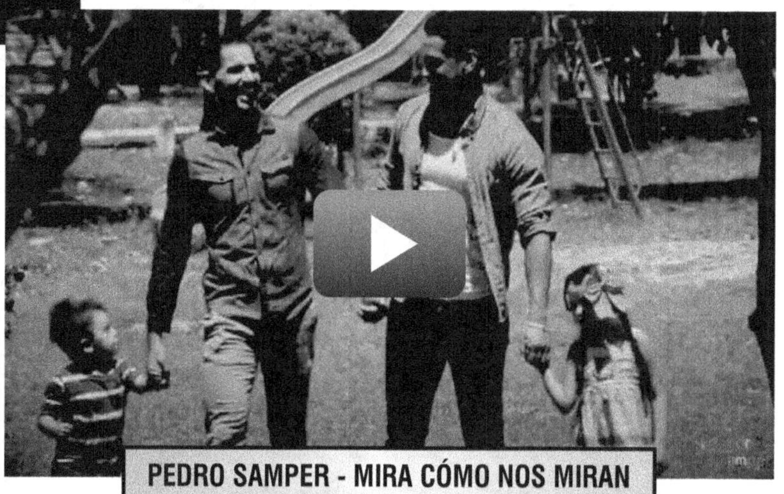

PEDRO SAMPER - MIRA CÓMO NOS MIRAN

HAZ CLICK PARA VER EL VIDEO

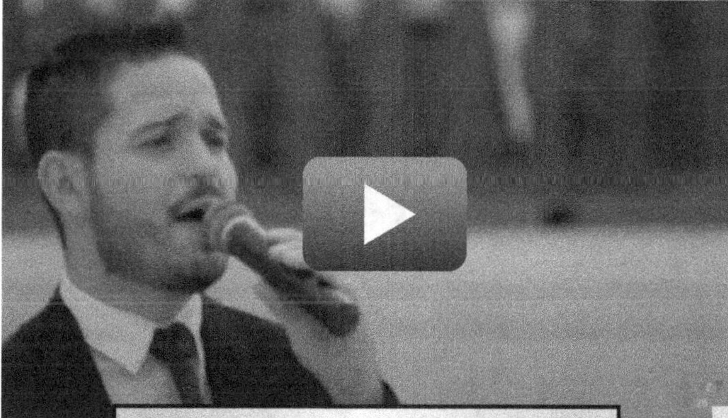

PEDRO SAMPER - A PARTIR DE HOY

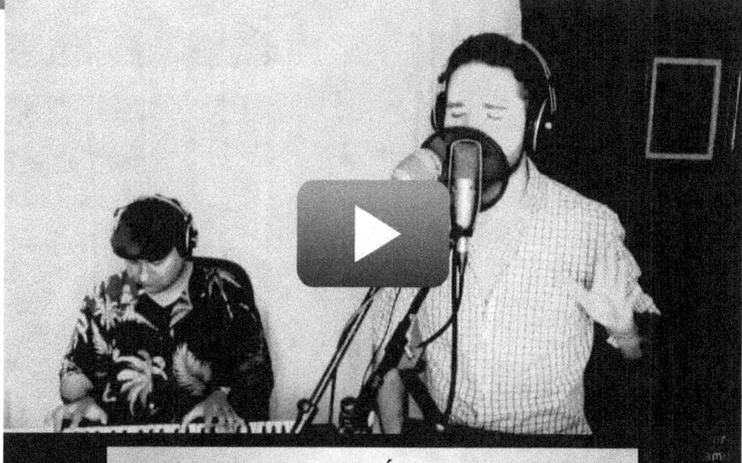

HAZ CLICK PARA VER EL VIDEO

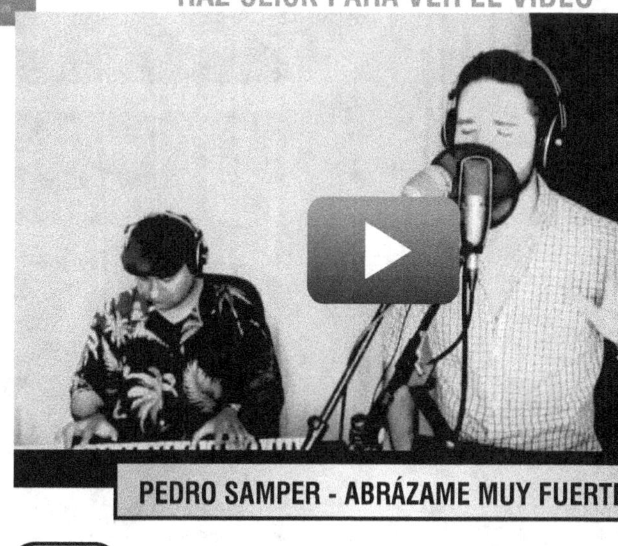

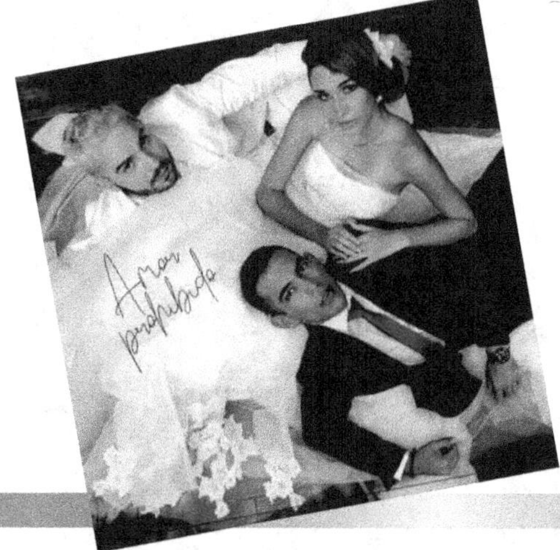

PEDRO SAMPER - ABRÁZAME MUY FUERTE

¡YA ESTÁ A LA VENTA!

HAZLO TUYO HACIENDO CLIC AQUÍ
O ESCANEA ESTE CÓDIGO

¿Te gustaría una probadita?
Escríbele a Master Krounner
Qué tanto lo deseas a:
masterkrounner@gmail.com

amazon.com

RELATOS
ERÓTICOS
Gay

Master Krounner

Escrito por
MASTER KROUNNER

ADVERTENCIA: Libro no apto para mojigatos

SICO ®

Uno no elige el lugar, elige Sico

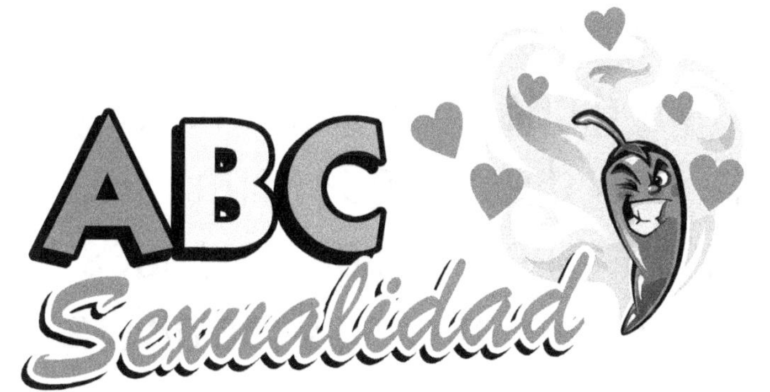

¿LA EDAD IMPORTA?

¡Hola, hola chamacos y chamacas calenturientos! ¿Cómo están? ¿Creyeron que me fui? Pues ¡NOOOOO! Aquí está de nuevo con ustedes su bomba sexual, o sea yo: JUAN CALIENTE.

En esta ocasión vamos a tocar un tema que es algo controversial, pero que la verdad, diciendo la neta, es algo que vivimos todos, ¿a poco no? El cual es si la edad nos importa cuando tenemos un encuentro sexual o cuando escogemos a nuestro compañero para toda la vida.

En esta ocasión nos hemos notado que, porque hay que decirlo, la comunidad Gay en específico se ha dejado influenciar por muchos estereotipos. Uno de ellos es el de belleza, juventud y ciertos estilos

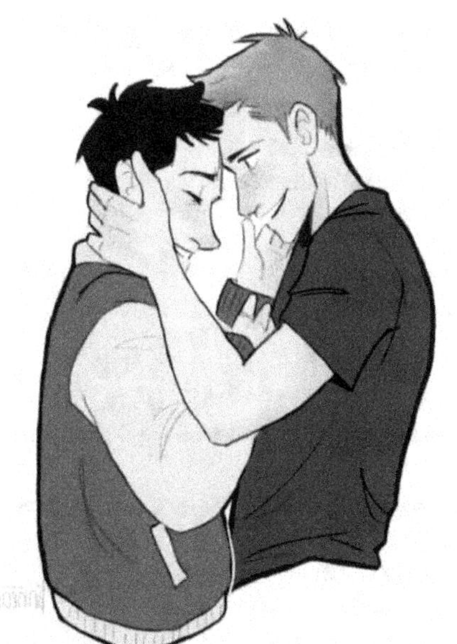

de características físicas que son "el hombre ideal" de muchos, además de los intereses o fijaciones que tenemos por el tamaño del pene y las nalgas.

Esto provoca que siempre estemos idealizando demasiado a nuestro príncipe azul, porque sinceramente, yo, por ejemplo, le he preguntado a muchos chicos cómo es su

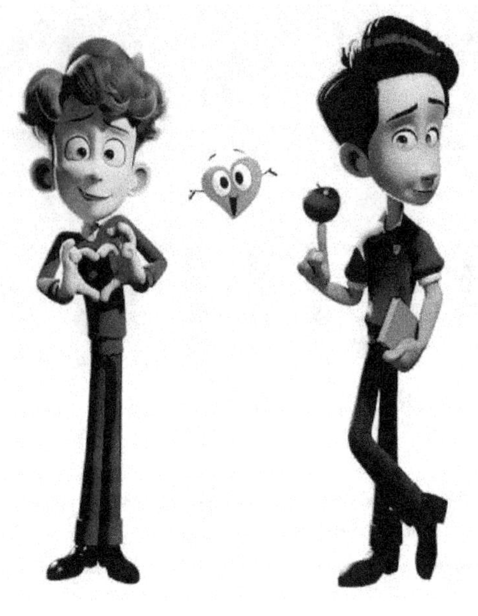

hombre ideal o qué están buscando y la mayoría me han dicho: "Un hombre muy guapo, joven, con dinero, que tenga una verga gigantesca y unas nalgas grandes. Que tenga cuerpo de gimnasio y me quiera sólo a mí". Eso más o menos resumiendo lo que describe la mayoría... o esperan al galán de la telenovela rico, guapo que los saque de la pobreza y vivan una vida de lujo y felicidad...

Cosas como ésta, pues en la imaginación están bien. Pero la verdad sabemos que la realidad no siempre corresponde a nuestras fantasías. Todos somos seres humanos con defectos y virtudes, nadie puede ser 100% perfecto, ni tampoco tener todo el dinero y el poder, y por otro lado, nada garantiza que te traten bien.

En muchas ocasiones hemos visto que las personas LGBTTTIQ+ critican y condenan el volverse viejo. Que a pesar de ser algo totalmente natural y que todos, ABSOLUTAMENTE TODOS vamos para allá; también critican y no ven en muchas ocasiones con buenos ojos las parejas donde hay diferencia de edad. Muchas veces les cargan

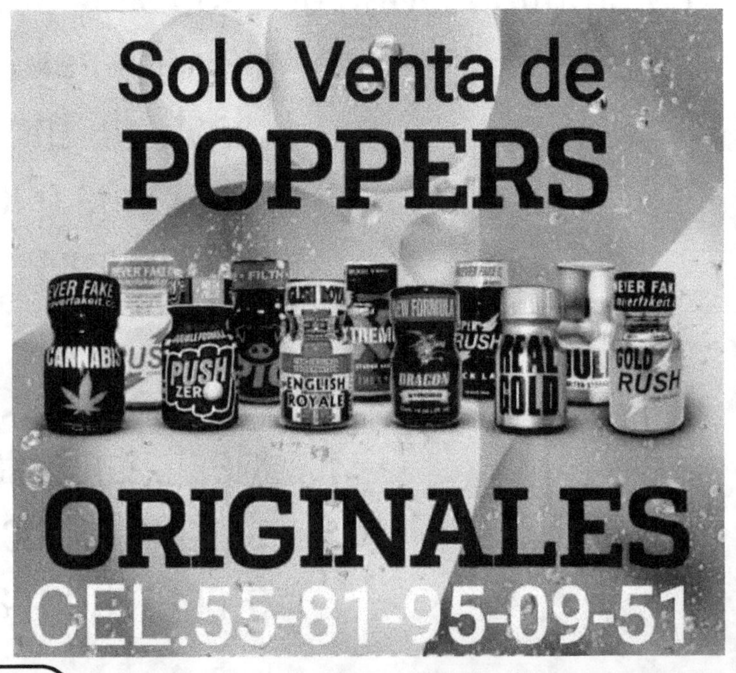

prejuicios, o comentarios venenosos como el de "es un chichifo" o "es un mantenido", "mira, fulanito se consiguió a un Sugar Daddy", "nada más está con él para sacarle dinero", "ese ruco se busca jovencitos para sexo y cuando se aburre de ellos los tira a la basura como pañuelos desechables" y la lista sigue.

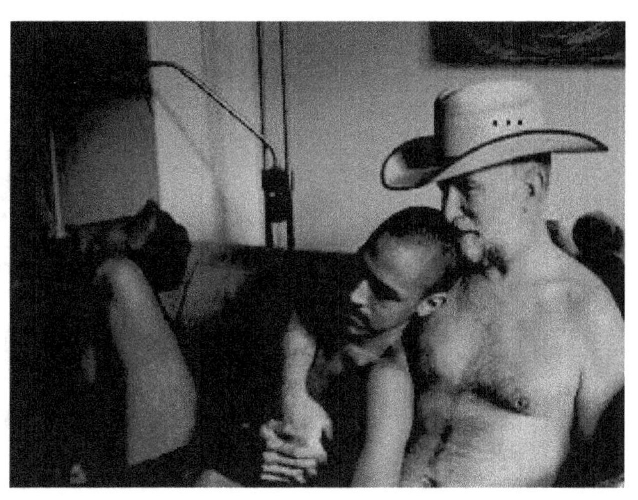

Hay que hacer un pequeño análisis en esto. Por ejemplo, antes se consideraba normal que un hombre experimentado y pudiente se casara con una jovencita. Para que pudiera proveer el sustento y estabilidad económica y la juventud de la chica aportara una descendencia. Por lo que a nadie le extrañaba que chicas de 15 años fueran cortejadas por hombres de 30 años. Aquí estamos hablando de la generación de nuestros abuelos, para que vean que no fuimos muy lejos. Y nada más hablando en parejas heterosexuales.

Hablando de los hombres homosexuales, hay que reconocerlo y

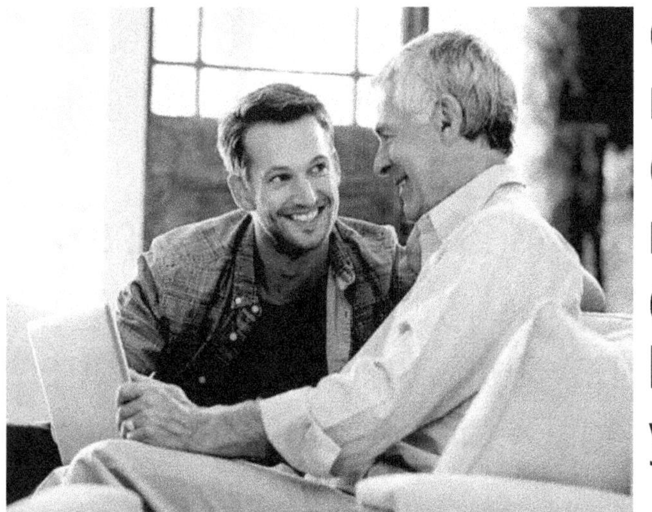

desmiéntanme si no es verdad. Pero mínimo el 90% de los hombres cuando vamos descubriendo nuestra orientación sexual, tenemos encuentros casi siempre con hombres mayores que nosotros que ya saben "cómo es la cosa" y que muchas veces aceleran nuestro despertar sexual. Son hombres con quiénes conocimos el sexo gay, cómo se hace y con los que descubrimos qué nos gusta, qué no nos gusta, etc. Y pues muchas veces, es el vecino, el amigo de la escuela que es más grande que nosotros, un señor que conocimos, e incluso también se da que algunos tuvieron relación con los primos (es más común de lo que creen). Y hablando exactamente de esto ¿qué pasa cuando es más grande el chico con el que andas? ¿qué pasa cuando tú eres un muchachito de 15 y

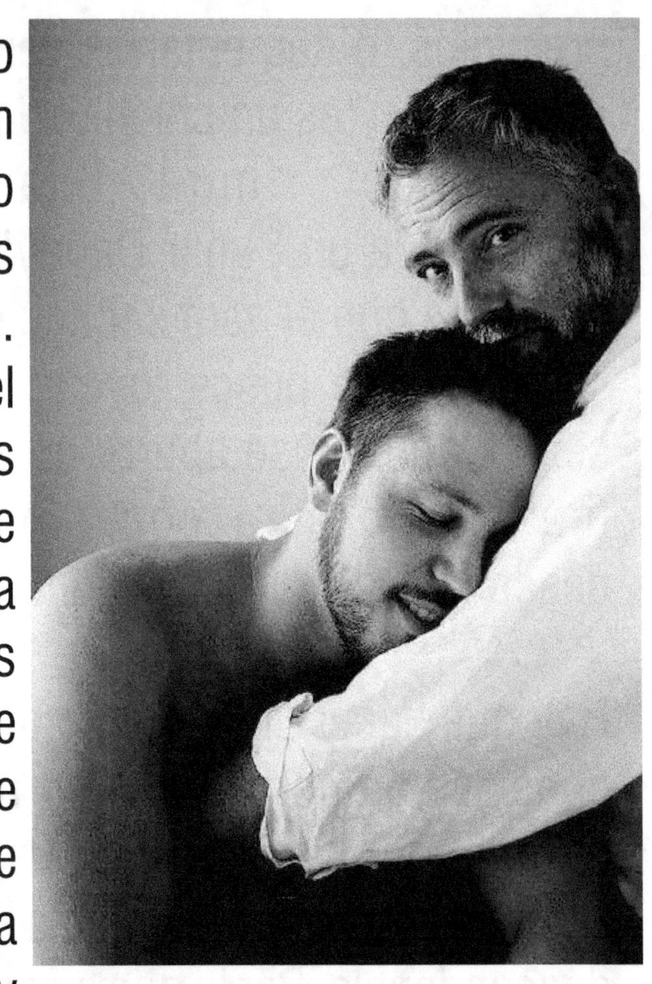

el otro es un señor de 30? ¿Qué pasa si tienes 16 años y te enamoras de un chico de 21?

Aquí entran cuestiones legales, porque muchas veces la diferencia de edad a nadie le importa cuando son personas de por ejemplo 25 y 30, 45 y 40, por decir un ejemplo. Pero cuando son de 18 y 16, 20 y 15, 30 y 15, ahí es donde legalmente es un delito. Porque está tipificado, aunque el menor esté de acuerdo como "Abuso de menores". Esta es una razón por la que muchos hombres se niegan a tener relaciones con chicos menores de 18 años. Y no es broma, he sabido de muchos casos en que hay una relación sana entre estos rangos de edad. Pero cuando los padres se enteran, casi siempre ven al mayor como si fuera un aprovechado, pervertidor de menores o degenerado. Además de que en muchos casos, si los padres no están de acuerdo con la sexualidad del hijo denuncian al hombre mayor como violador,

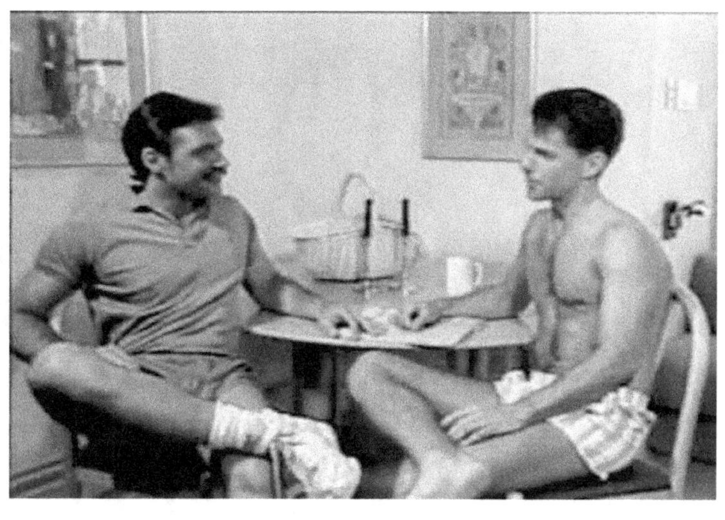

para separarlos. Suena un poco crudo, pero también pasa.

Pero bueno, quitando estas situaciones, ¿qué pasa con este tipo de relaciones? Muchos van por la fantasía de estar con un hombre experimentado que les enseñe lo que es el placer. De igual manera los hombres mayores también en muchos casos buscan jovencitos ya sea para encuentros o también sucede que empieza en la cama y terminan siendo pareja.

Como pueden ver, hay muchas cosas alrededor de este tema, que a simple vista parece fácil, pero no lo es. Por eso esta vez quise tomar el tema de qué tanto le importa la edad de los hombres, ya sea para

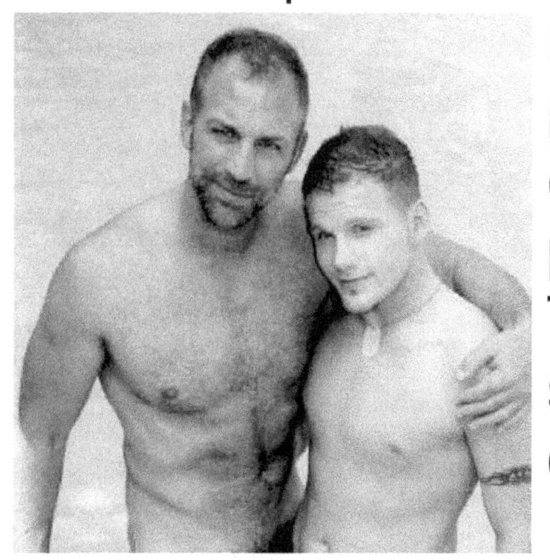

un encuentro sexual o para una relación de pareja. Ahorita pues no pudimos salir a la calle como otras veces, para hacer preguntas a los chicos, pero ¡BENDITA TECNOLOGÍA! Ya que a través de las redes sociales pudimos interactuar con los chicos de diferentes países.

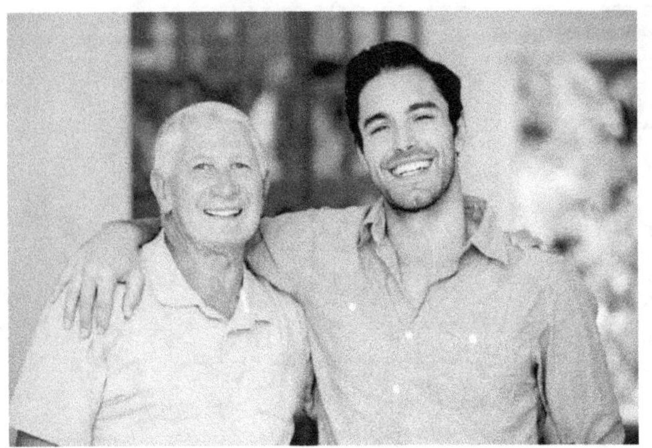

Las preguntas fueron estas:

"¿QUÉ TANTO TE IMPORTA LA EDAD PARA TENER SEXO CON ALGUIEN?"

"¿QUÉ TANTO TE IMPORTA LA EDAD PARA QUE SEA TU NOVIO O TU ESPOSO?"

Las respuestas fueron bastante interesantes, aquí compartimos algunas:

ALBERTO, 16 AÑOS MÉXICO: Yo sí he tenido sexo con hombres más grandes que yo, me gusta, porque ya saben qué hacer y no están como cuando me he cogido a chavitos, que tienen muchas dudas e inseguridades. Yo hablo por mí, no sé a los demás, pero me la han mamado más rico los hombres mayores que los chavitos de mi edad.

GERARDO, 35 AÑOS MEXICO: Yo pues prefiero jovencitos para sexo. Me causa más morbo. Además de que aunque no lo dicen, muchos chavos primerizos y calenturientos buscan que uno les enseñe cómo tener sexo. Yo cuando era más chico, pues también lo hice con alguien más grande, yo tenía

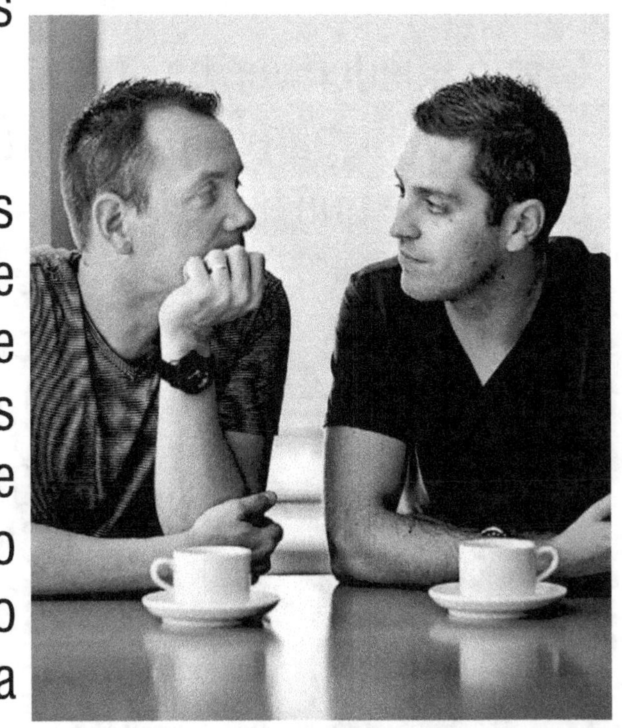

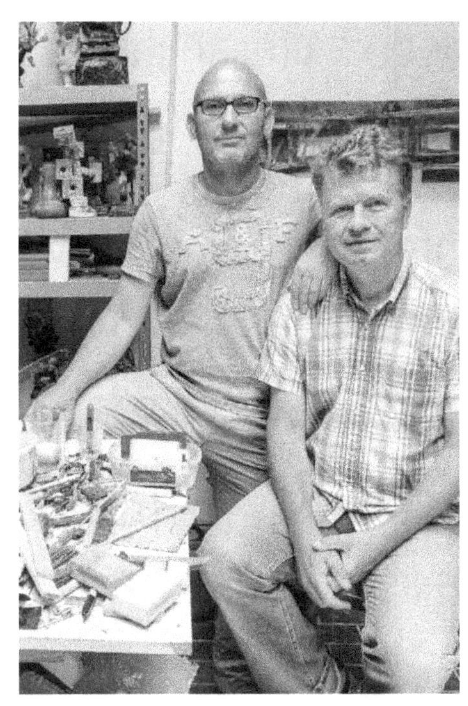

casi 15 años y pues conocí a mi primer hombre que fue un señor de 30 que era vecino. ¿Pero para casarme? En primer lugar, pues no sé si yo me quiera casar, pero por responder a su pregunta, si lo hiciera, pues no lo haría con un chavito de 15 años. Preferiría uno de 20 años en adelante. Porque a la edad de 15 ellos todavía no saben ni lo que quieren y como viven con los papás y no tienen responsabilidades quieren estar solamente en la fiesta.

BRUNO, 18 AÑOS ARGENTINA: ¡Me da mucho gusto responder a esto! Yo los sigo en facebook desde hace como 3 años. Soy su fan, no saben cómo me ayudaron desde que tenía mis dudas de ser o no ser gay. ¡Por favor pongan mi respuesta! Yo, pues la verdad, los prefiero de mi edad a lo mucho unos 5 años más grandes. No me gustan los viejos, aunque sí he tenido experiencias con algunos señores que están conservados y de buen cuerpo. Pero yo noto que pensamos diferente y no podríamos ser pareja porque no coincidimos en gustos y forma de vida. Además de que no tienen tanta disponibilidad porque tienen que trabajar.

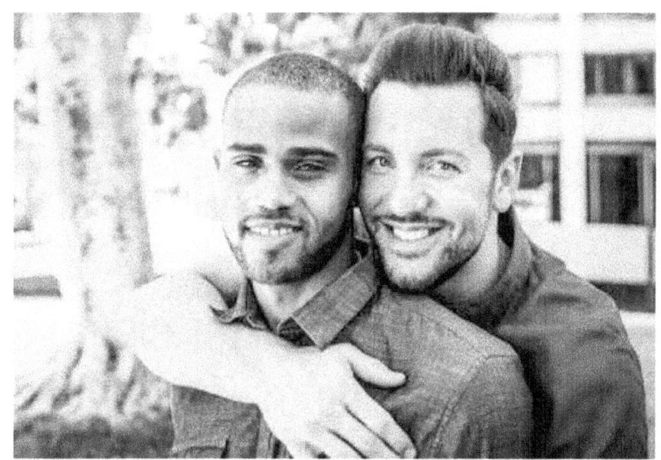

ANÓNIMO 1, 17 AÑOS ESPAÑA: Saludos Mundo Gay, es la primera

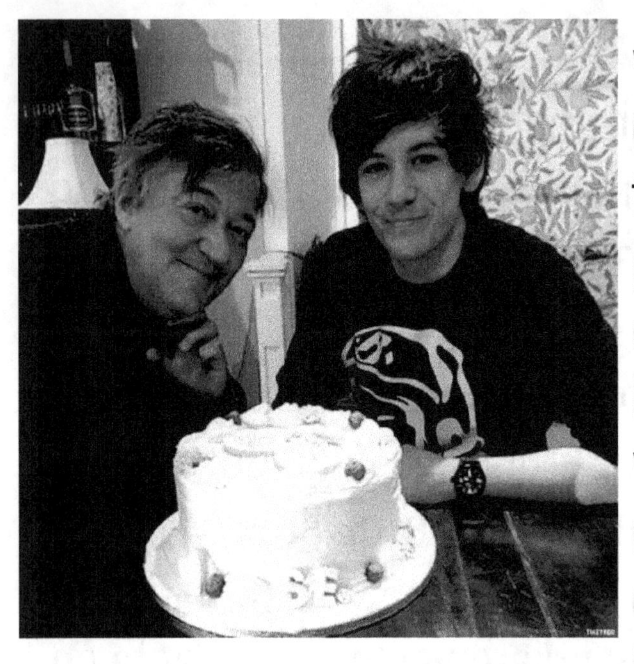

vez que he contestado a una encuesta de éstas. Yo, pues les comento que no tengo problema para echarme un polvo con un hombre mayor siempre y cuando me guste. Pero yo tengo mis límites en los 40, más grandes ya se ven como ancianos la mayoría y no me gustan. Yo estoy muy joven para casarme, todavía estoy estudiando. No sé si me importe la edad. Pero para casarme con alguien tengo que estar enamorado. Aún no salgo del armario y mis padres pues no saben de mí. Se los voy a decir cuando encuentre el momento adecuado.

LEONARDO, 18 AÑOS, MÉXICO: ¡¡¡A mí me gusta planchar, no desarrugar!!! La verdad hombres ya rucos no me laten para nada. He visto que a algunos les gustan así, pero yo pienso que es para sacarles el dinero, porque si no tienen dinero y no tienen buen cuerpo pues nomás nada. Yo la verdad no me quiero casar, ¿para qué si todos los hombres son infieles? La verdad no hay fidelidad entre gays.

MARIO 40 AÑOS, COLOMBIA: A mí me da lo mismo si es un muchachito o un hombre de mi edad. Lo importante es que nos gustemos para tener sexo. Pues yo ya tuve parejas antes y pues siempre fueron casi siempre de mi edad, con muchachos más jóvenes nunca me funcionó. Les falta madurar y no entienden que uno tiene responsabilidades y nadie lo mantiene. También he visto y conocido a muchos jovencitos que lo que quieren es sacarle dinero a uno o ver qué les compramos para que te den el culo. Yo la verdad vividores no. También he tenido mis malas experiencias. Por eso si buscara una pareja debería ser parecido a mí, con un trabajo, fuera del clóset y un

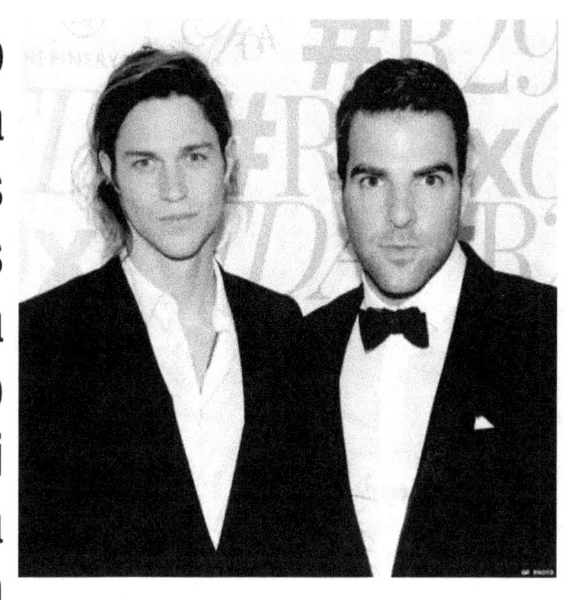

rango de edad cercano al mío, pero sobretodo que trabaje y sea independiente. No que busque que lo mantengan, porque vividores hay de todas las edades.

JOE, 25 AÑOS, ESTADOS UNIDOS: Yo en lo personal tengo una pareja desde hace 3 años y planeamos casarnos. Él es más grande que yo, tiene 37 años. Era profesor mío jejejeje y pues una cosa llevó a la otra y pues he sido muy feliz con él. Yo pienso que la edad realmente es un número. Lo que importa es que los dos nos entendamos y busquemos caminar juntos por esta vida. Es muy bonito no estar solo y contar con alguien. He visto que muchos chicos piensan que si van a estar con alguien mayor es para sacarle dinero y he escuchado comentarios así sobre nosotros. Por ejemplo, los papás de mi pareja, no me aceptan, porque piensan que lo voy a dejar si se acaba el dinero. Yo les demostraré que están equivocados. Si no lo amara, no me interesaría casarme con él. Lo que digan los demás no nos importa. A nosotros nos importa que nos queremos.

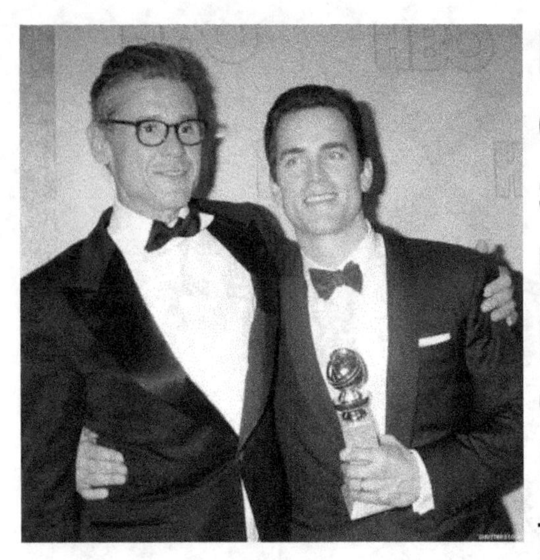

DAVID, 20 AÑOS MÉXICO: La verdad yo considero que la edad no importa. Nunca sabes de quién te vas a enamorar. De igual manera pienso que para el sexo es igual. Te puede gustar cualquiera sin importar qué edad tenga. Si los dos se gustan adelante. De por sí la gente va a estar viboreando por todo. No se trata de darle gusto a la gente sino de que seamos felices. A mí en lo personal, me han latido tanto mayores como de mi edad. Más chicos no, porque todavía están con una forma de pensar un poco más de niños. Lo sé porque yo también pasé por allí. Cuando estaba morro de 15 años pues no lo entendía, pero ya que tengo 20 años, pues sí he notado la diferencia. Estoy en la Universidad y no es lo mismo que estar en la preparatoria en el desmadre.

ANÓNIMO 2, 17 AÑOS, BRASIL: Eu estoy muito contento de participar com vocês. Yo los prefiero más grandes. Acá en Brasil he conocido muchos hombres mayores muy ardientes de muy buen cuerpo. No me importa la edad. No me he enamorado todavía de alguien, pero cuando lo haga, no creo que la edad sea un impedimento.

RENATO 65 AÑOS, MÉXICO: Hay mucha discriminación con los hombres maduros en cuestión de físico. Si no tienes un buen cuerpo, la mayoría no te responde en las redes y apps. Yo nunca tuve pareja porque pensaba que no era para mí, pero ahora que los años me alcanzaron, me tuve que meter a hacer ejercicio, porque hay mucho chamaco de 20 años en las aplicaciones y la mayoría va con ellos. Me ha tocado también que me buscan jóvenes que tienen el gusto por maduros y también les soy sincero, hay muchos que también buscan ver qué nos sacan. En eso pues uno aprende a identificar a los chichifos o como les dicen los que

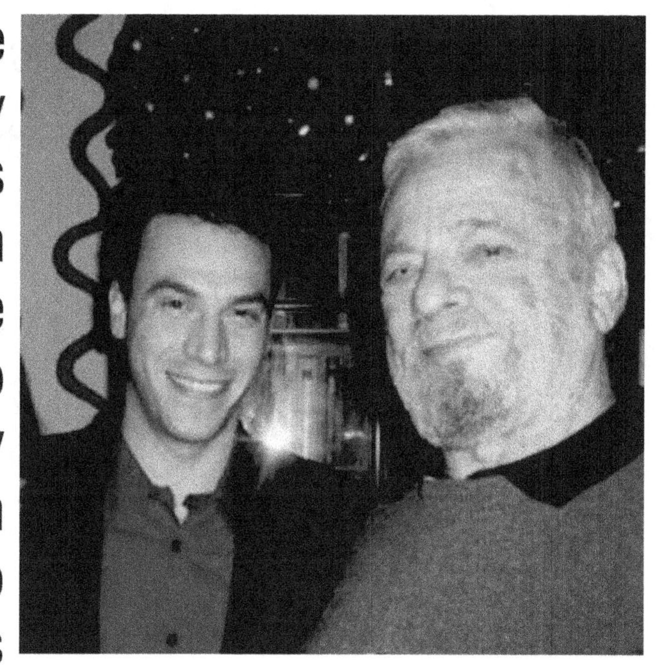

no están familiarizados con el lenguaje gay los vividores. Muchos piensan que porque son jóvenes y guapos merecen todo, pero pues uno se da cuenta cuando sí tienen un interés genuino en ti y cuando sólo te ven la belleza de la cartera o del carro que traes. A mí me gustan más jóvenes, pero no soy ingenuo para que me vean la cara. No sé si vaya a encontrar a alguien, pero pues el tiempo lo dirá.

POLO 18 AÑOS, ARGENTINA: La edad no importa. Lo que realmente importa es que tengan un buen cuerpo. Porque sin importar si eres joven o viejo. Se oye mal que lo diga, pero es la verdad todos rechazan a los que no son atractivos. Y muchos jóvenes si se acuestan con ancianos poco atractivos es porque les dan dinero o les compran cosas caras. Tengo varios conocidos que están por eso con ellos.

ULISES 23 AÑOS, MÉXICO: La verdad yo solamente me acostaría con un ruco si tiene lana. Yo sí digo la neta, ahorita con tantos

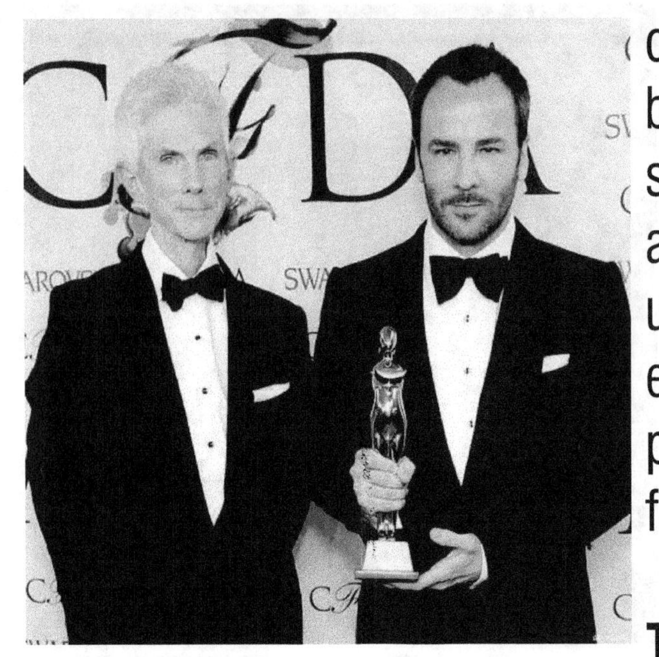

chavos que quieren sexo, están de buen ver y que están en las redes sociales y aplicaciones buscando acción, ¿para qué me voy a meter con un viejo feo? Porque también los hay, especialmente los que no quieren poner foto de su cara o ponen foto falsa.

TOÑO, 50 AÑOS, MÉXICO: Pues yo les diré que sí nos discriminan muy grueso los chavos. Están muy manipulados por los estereotipos y muchos quieren un galán de telenovela cuando ellos están para llorar. Para mí la edad es un número. Tuve una pareja que murió hace 5 años y pues estoy nuevamente entrando al mercado de la vida gay. Obviamente ha cambiado todo porque todos usan ya aplicaciones por celular y quieren que les mandes el pack para ver si te hablan. Me ha costado trabajo, pero considero que todavía puedo encontrar el amor. La edad realmente es un número. Yo le sugiero a los chavos que sean un poco más congruentes. La mayoría rechaza a muchos prospectos buenos porque esperan a un galán de telenovela cuando esos no existen en la vida real. Dénse a sí mismos la oportunidad de conocer a alguien, no tienen nada que perder y pueden llevarse una grata sorpresa.

ALAN 45 AÑOS, MÉXICO: Yo tengo mucho sexo con chavitos de 20 años. No soy un galán, pero no estoy dado al traste, soy tipo oso un poco gordito y me he dado cuenta que eso enloquece tanto a jóvenes como maduros. Soy profesor en una escuela de Gobierno y pues ahora hay mayor aceptación y libertad. Muchos chicos me han dejado notas o consiguen mi número y quieren que les dé verga. No me cierro a nada, pero mi única regla es no meterme con mis estudiantes.

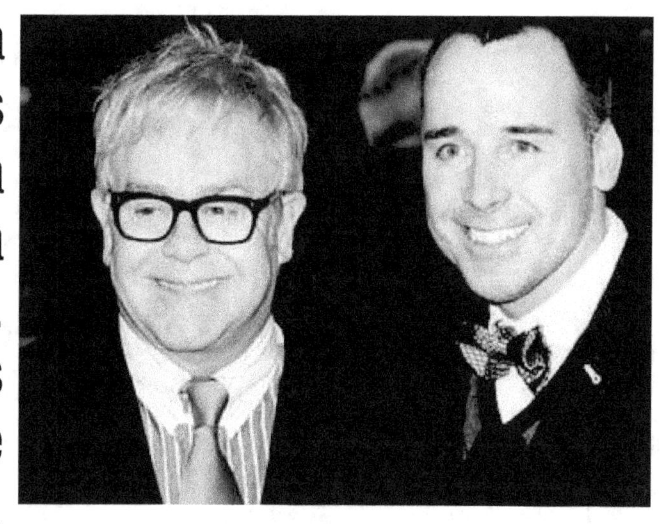

FRANCISCO 47 AÑOS MÉXICO: Pues yo en lo personal pienso que la edad no importa cuando dos hombres se gustan como para tener un acostón. Para eso cualquiera sirve. Ya si se aman y quieren unir sus vidas pues digo lo mismo. La edad sale sobrando. Lo importante es que ellos se quieran. Yo pues tengo pareja y nos llevamos 10 años de diferencia. Nos conocimos hace 12 años y nos gustamos desde el principio. El pedo fueron las familias, porque no les pareció. Sobretodo mi suegra y su hermana estaban chingue y chingue. No le gustó a mi esposo, pero las tuve que poner en su lugar. Porque quería venir a organizar aquí en mi casa y le tuve que hacer ver que no es su casa y que nos tiene que respetar. Ya me descosí, perdón. Pero regresando, la edad, realmente no importa. Lo que importa es que se quieran si van a vivir juntos. Y si nada más va a ser sexo con que se gusten es más que suficiente.

Como les dije, las respuestas fueron muy interesantes. Quisiera haber podido poner todas, pero son muchísimas. En lo que pudimos ver es

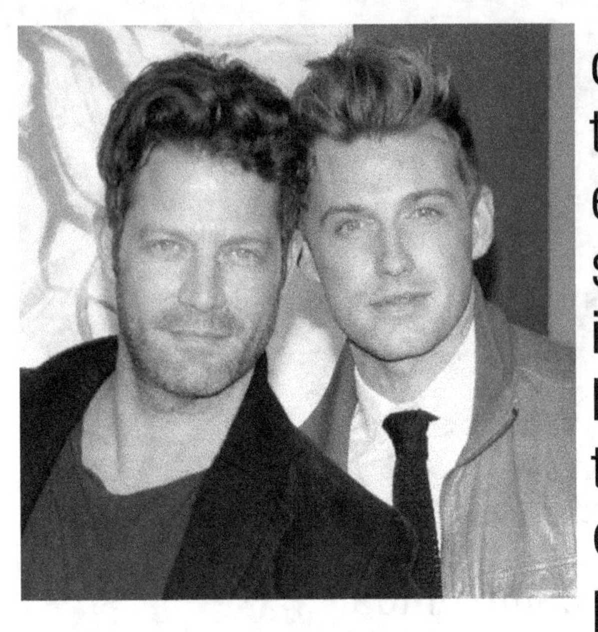

que hay división y se entiende, porque no a todos les gusta lo mismo. Pero la mayoría está de acuerdo en que si sólo va a ser sexo pues cualquiera está bien, sin importar su edad. Ahí lo que les importa es la calentura ja ja ja ja ja. Pero ya cuando tocamos el tema de la pareja, ahí la cosa cambia. Muchos aceptaron que sus primeras experiencias románticas y sexuales fueron con hombres más grandes pero ya en la actualidad no les interesan los hombres maduros. También muchos prefieren que su pareja esté cerca de su rango de edad. Esto indicando como deseable, porque sabemos que una cosa es lo que queremos o idealizamos, y la vida muchas veces nos da sorpresas. Cuando menos lo esperamos nos llega el flechazo y no es exactamente el héroe de la película que idealizábamos pero nos quiere y lo queremos con toda el alma.

¿Qué es lo que buscan generalmente los jóvenes en los maduros?

Por un lado, la experiencia. Es muy cierta la frase que dice "LA EXPERIENCIA HACE LA DIFERENCIA". Entre los chicos que nos respondieron la encuesta. Un 68% nos dijo que buscan a los maduros porque cogen rico, ya que saben cómo hacerlo y cómo hacer disfrutar al otro. Un punto importante es que no tienen tantas inseguridades en el aspecto sexual. Esto se refiere también al aspecto de que ya están recorridos en este mundo del amor. Por lo que ya definieron sus gustos y saben cómo cuándo por dónde y hasta dónde, a diferencia de la

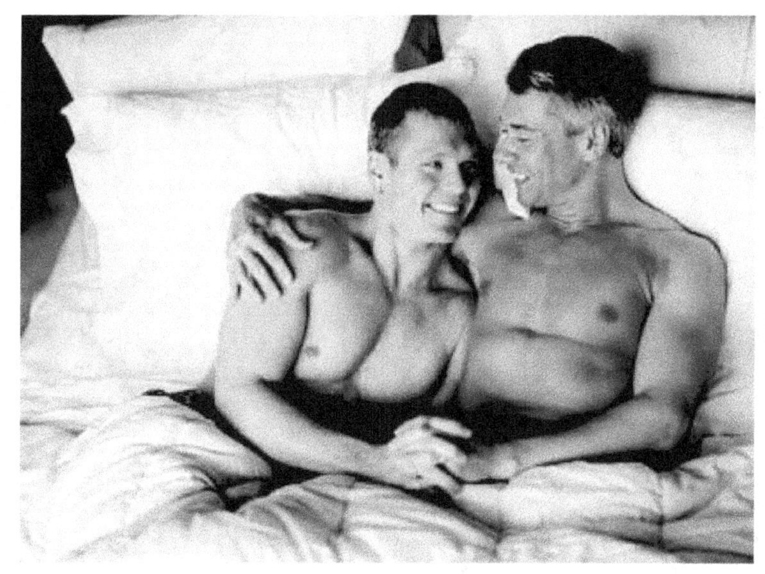

mayoría de los jóvenes que van descubriendo todavía qué les gusta. Inconscientemente, entrando un poco al terreno psicológico, también lo que buscan y a veces encuentran (porque no siempre pasa), es la sensación de protección. El estar con alguien experimentado, que puede tener más estabilidad económica y/o independencia que nosotros nos puede hacer sentir protegidos y cuidados.

También la libertad que pueden tener ellos. Porque poniendo como ejemplo un hombre que trabaje, viva solo, ya sea casa propia o rentada, pero a final de cuentas es independiente resulta atractivo para un chico de bachillerato o preparatoria, incluso universidad, que aunque no sea de clóset vive con los papás y les tiene que dar cuentas de qué hace y dónde está. La independencia económica también es atractiva y hablando igual a calzón quitado, es los que algunos que son interesados también buscan, para obtener de otra persona lo que no pueden obtener por ellos mismos.

¿Qué buscan los maduros en los jóvenes?

Esta es la contraparte y lo que muchos no se preguntan, casi siempre le preguntan al muchacho joven "¿qué hace con ese viejo?" Hay algunos estudios psicológicos al respecto, pero he notado que se

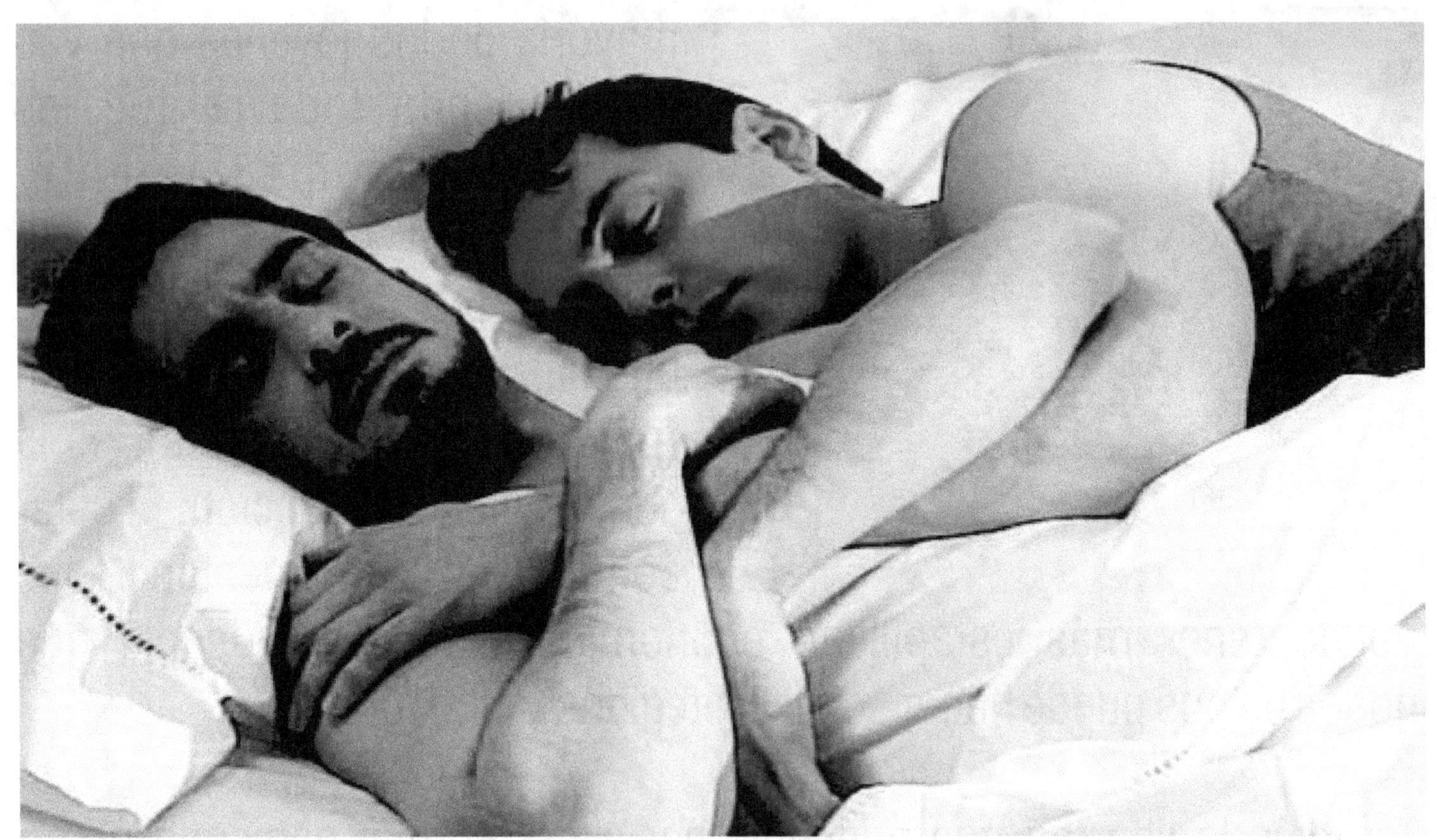

enfocan más a la parte más joven que escoge a un maduro que cubre algunas necesidades afectivas y/o de seguridad o estabilidad económica. Pero volteando al maduro, para algunos la respuesta es obvia, juventud. Algo que sucede mucho y que todos lo vivimos en su momento es que cuando somos jóvenes, a la mayoría no le interesa tener una pareja. Pero conforme vamos creciendo y envejeciendo, nuestra mentalidad cambia, porque como se dice vulgarmente: "sientes que se te está yendo el tren" o traduciendo, sientes que se te va la oportunidad de encontrar una pareja porque ya estás grande o llegándole a viejo y pues realmente no queremos pasar el resto de nuestras vidas solos. Esto por un lado, cuando el hombre maduro es una persona solvente, también toma por costumbre salir con muchachos más jóvenes. Esto podría traducirse como comprar amor o sexo, ya que si no somos físicamente atractivos abrimos la cartera y

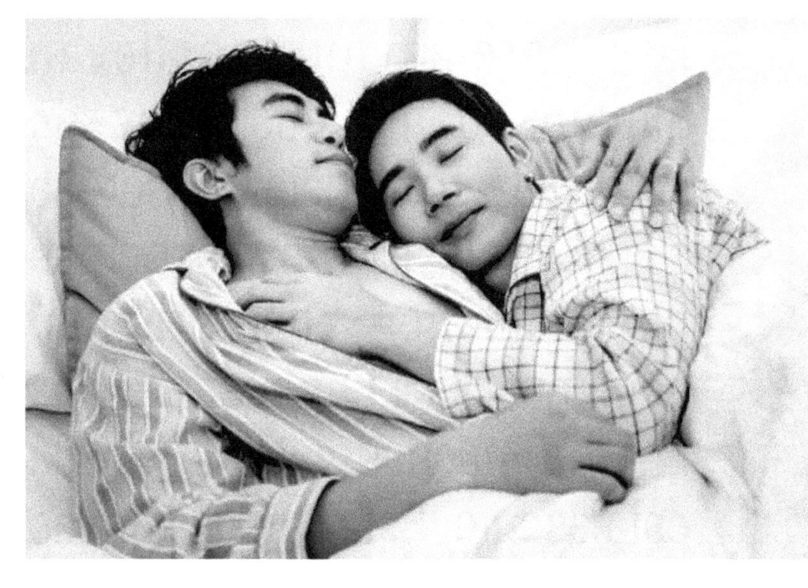

los interesados aparecen al momento.

Pero el hecho de andar saliendo con chicos más jóvenes, por un lado lo hacen los maduros por el interés de sentir que siguen siendo jóvenes. A veces es una cuestión de madurez, porque nunca pudimos vivir nuestra juventud a plenitud y queremos hacer cosas que no encajan exactamente con nuestra edad. Otro interés es que inconscientemente estar con alguien más joven demuestra (ante uno mismo y a los demás) que sigues siendo un hombre atractivo y viril.

Esto es en la parte sexual principalmente, porque como dijeron muchos, para tener sexo con alguien, cualquiera está bien siempre y cuando te guste. Sin importar su edad porque a final de cuentas es un ratito de placer.

Pero en el plano sentimental, hay que decirlo también, muchas veces pasa que una relación empieza en la cama como una aventura de una noche, pero en la plática y en el sexo encuentran ambas partes una gran conexión y dan deseos de seguir frecuentando a ese chico o a ese señor con el que te sentiste tan a gusto. Lo que genera poco a poco que vayan naciendo y floreciendo sentimientos.

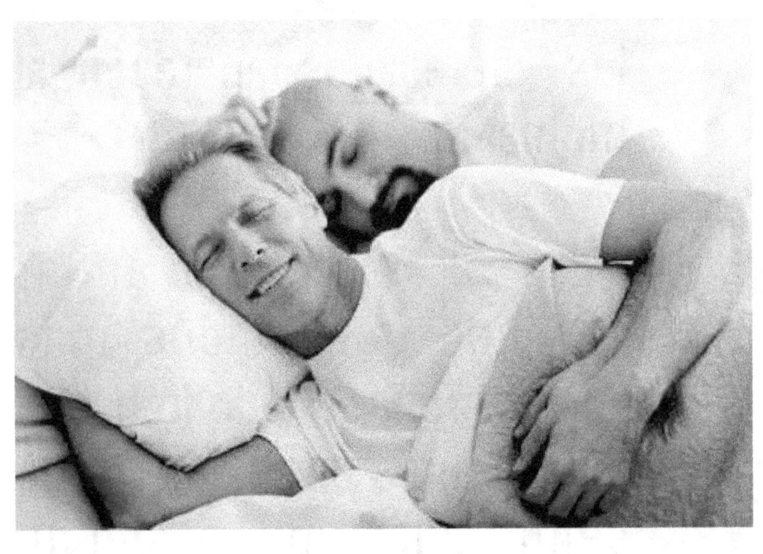

Las parejas que se llevan algunos o muchos años de diferencia son posibles, porque a final de cuentas no escogemos de quién nos enamoramos, podemos decir una cosa: la vida nos da muchas vueltas y nada está escrito. Este tipo de parejas enfrentan muchos retos así como prejuicios, porque como lo mencionamos, a pesar de vivir con tanta discriminación rechazo y prejuicios de la sociedad, y además de nuestras familias, hay que agregar que incluso dentro de la comunidad LGBTTTQ+ te critican. A esto hay que sumarle los millones de problemas que enfrentan las parejas diariamente en nuestros tiempos. Incluso en estos tiempos de contingencia.

Como siempre hemos dicho, el amor lo puede todo, pero requiere un esfuerzo constante y compromiso. Si en algún momento te enamoras de alguien mayor y te corresponde o viceversa vivan su amor. No se repriman por prejuicios o críticas. Lo importante es que ustedes sean felices y se sientan plenos. Independientemente de cómo sea la pareja que encuentren en su vida. Les deseo toda la felicidad del mundo.

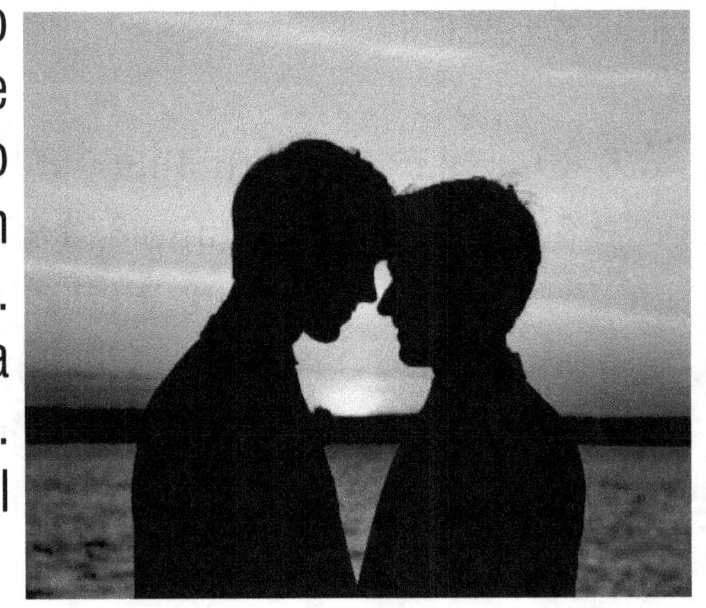

PSICOLOGÍA

* Terapias Familiares
* Individuales
* De Pareja

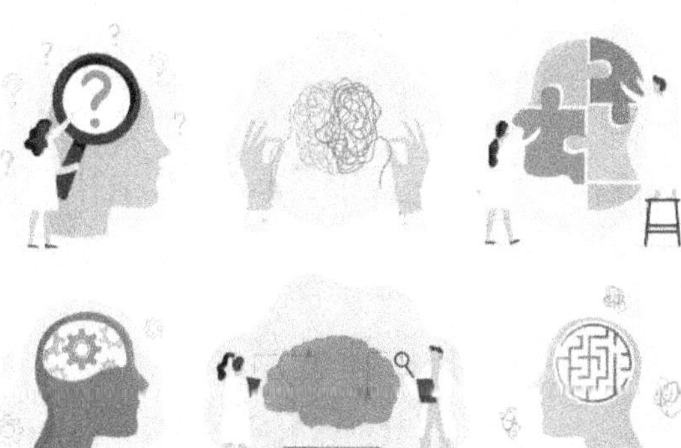

Dr. Saúl Luna

PSICÓLOGO Y COUCHING UNAM

SERVICIO A BAJO COSTO EN INSTALACIONES

La Mesa, Tijuana, BC, México

CITAS 664 443 4811

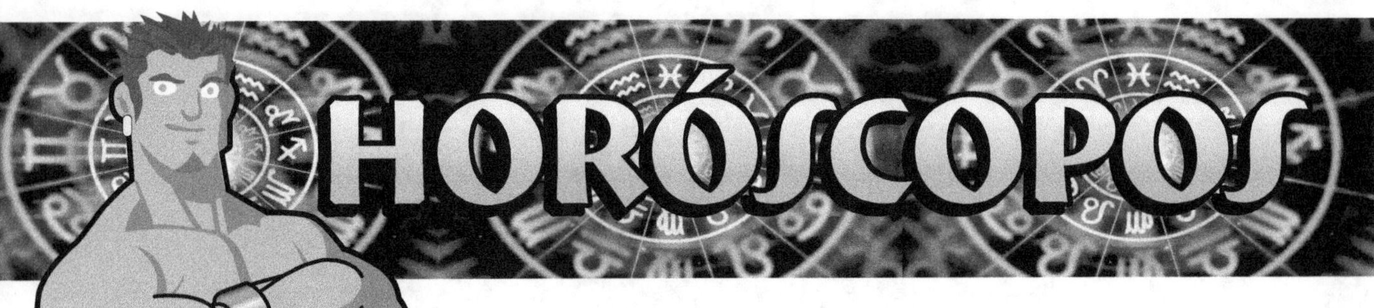

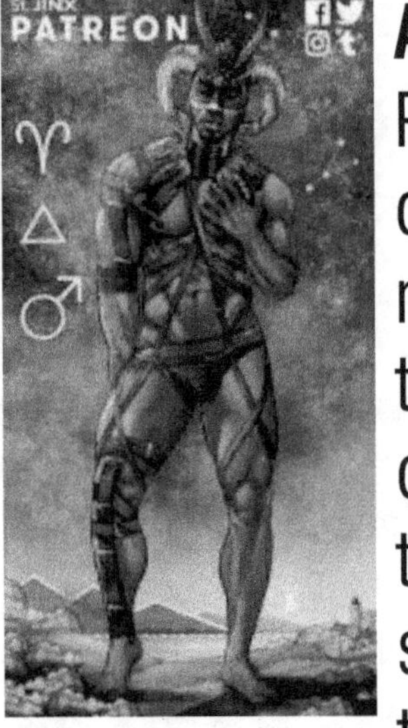

Para ser Feliz, la persona que más debe quererte y valorarte en esta vida ERES TÚ

ARIES

Presentarás cambios de humor muy radicales, trata de controlarlos para tener una buena semana. En el trabajo podrían presentarse problemas con tus compañeros, trata de manejarlos.

Un proyecto financiero toca la puerta de tu casa, analiza y toma la mejor decisión. La comunicación será fundamental con tu pareja.

TAURO:

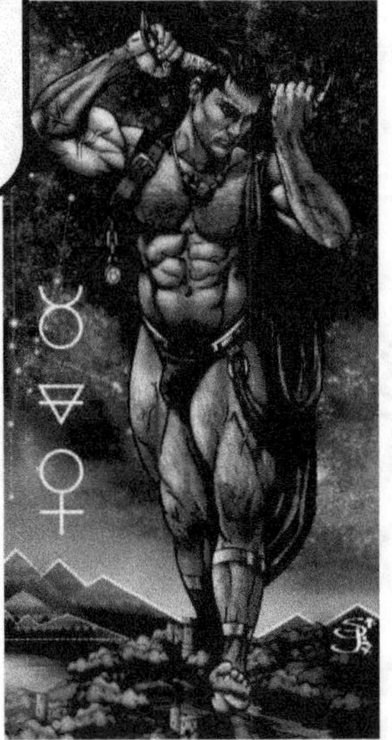

Tienes que comenzar a esforzarte más en el amor o tu relación podría llegar a su fin.

Es un buen momento para invertir en ese negocio, al principio no verás ganancias, pero con el tiempo aparecerán. Ojo con tu alimentación, esos kilos de más podrían aparecer o ocasionar enfermedades. De igual manera cuida tu alimentación y tu descanso para evitar que bajen tus defensas y lograr que tu salud esté óptima,

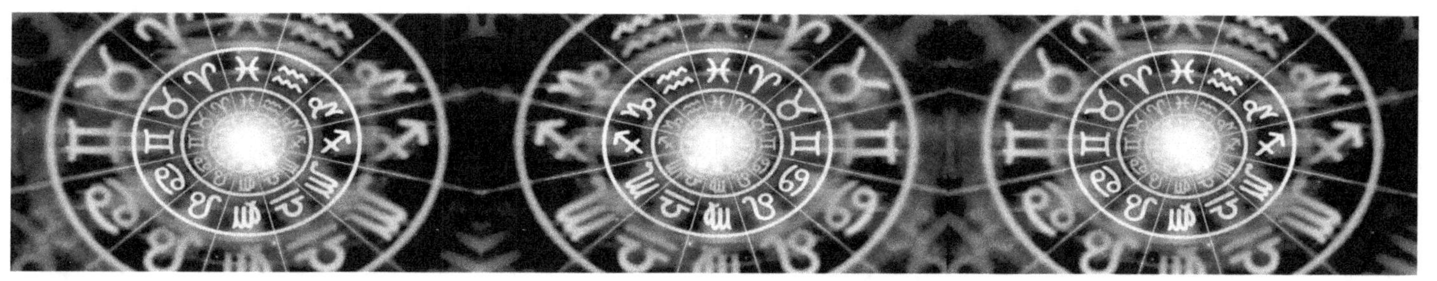

GÉMINIS:

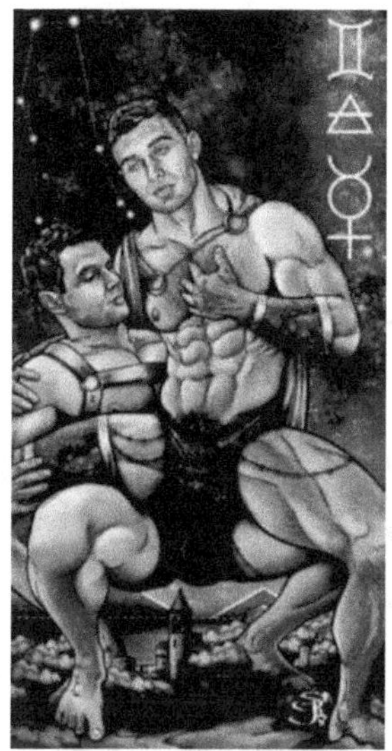

Es momento de que tengas esa conversación pendiente con tus hijos (si es que los tienes) y dejes en claro las reglas que tienen que respetar.

Excelente oportunidad para adquirir tu casa o iniciar con tu propio negocio. En los próximos días habrá cambios laborales de los que resultarás beneficiado. No tomes decisiones apresuradas con tu pareja, piensa primero en solucionar los problemas. Recuerda que si tomas decisiones apresuradas sin antes analizarlas puedes arrepentirte.

CÁNCER:

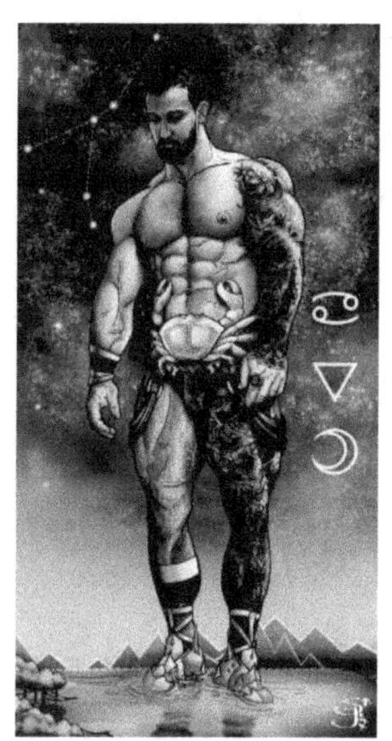

Esta semana podría haber una expansión económica, buena suerte y grandes oportunidades laborales.

En el amor, la relación con la pareja se afianza. Serán días de mucho romanticismo y de mucha pasión.

Si estás solo, conocerás a alguien que probablemente no se convierta en el amor de tu vida pero con quien sí podrás tener voluptuosos encuentros sexuales. Recuerda que siempre debes usar protección.

LEO

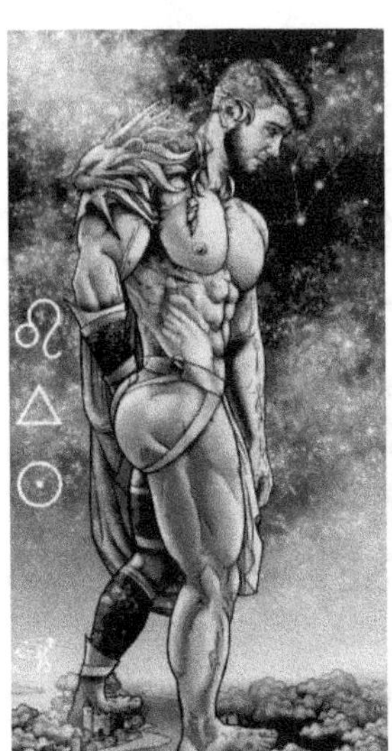

Durante los próximos 7 días tus pensamientos estarán enfocados en todo lo relacionado con el ámbito económico. Analizarás tus ingresos y harás ajustes para eliminar gastos innecesarios.

A partir del miércoles y hasta finalizar la semana estarás muy agresivo y de muy mal genio, es importante que controles tu temperamento para evitar problemas.

En el terreno sentimental, los astros te instan a dejar las indecisiones de lado y a comprometerte más con la pareja.

VIRGO

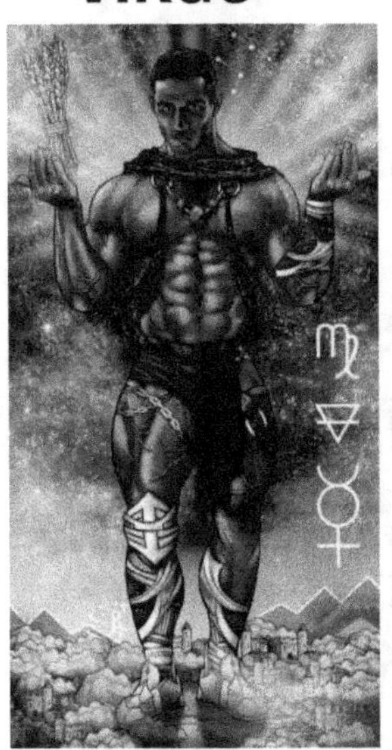

Aparecerán nuevas personas en el ámbito laboral. No debes mostrarte reacio ante los cambios porque pueden favorecerte muchísimo.

Tu familia tendrá que soportarte y tener mucha paciencia contigo, pero no abuses de la tolerancia de los que te rodean porque todo tiene un límite.

Virgo es uno de los signos más difíciles para convivir y esta semana esta característica se acentuará.

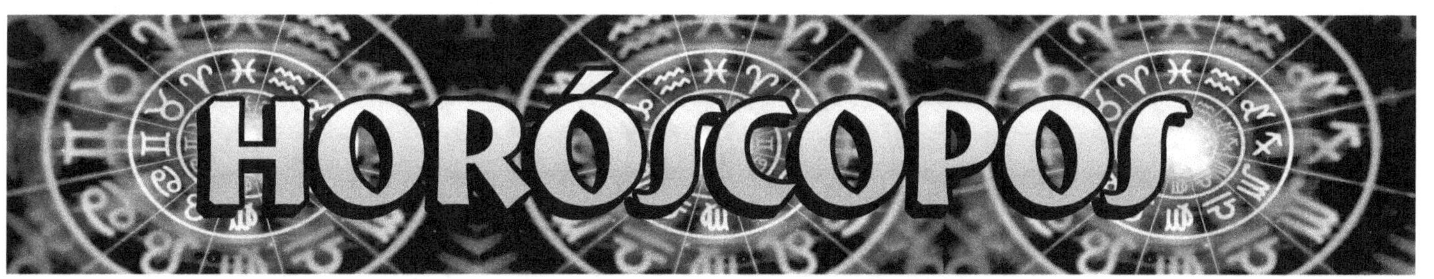

LIBRA

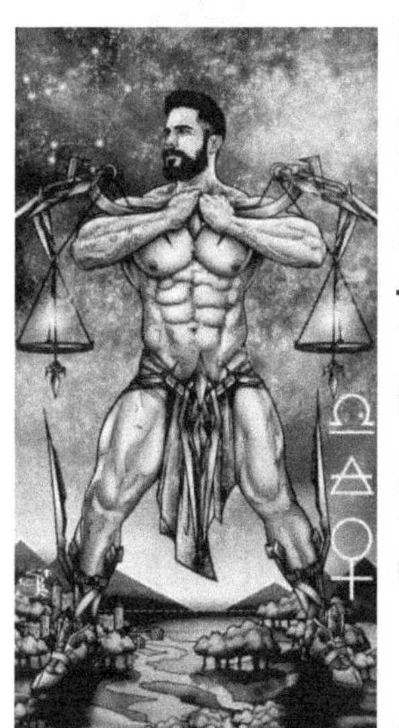

Esta semana podrías sentir que no has realizado todos los planes y darás un paso atrás para ver lo que has conseguido.

Concéntrate en el hoy, pues tienes la capacidad de conseguir lo que quieras. En cl amor es un buen momento para estar en pareja, sino tienes es probable que alguien toque a tu puerta.

ESCORPIÓN

Esta semana podrías atravesar por un momento difícil y te darás cuenta de quiénes son en realidad tus amigos.

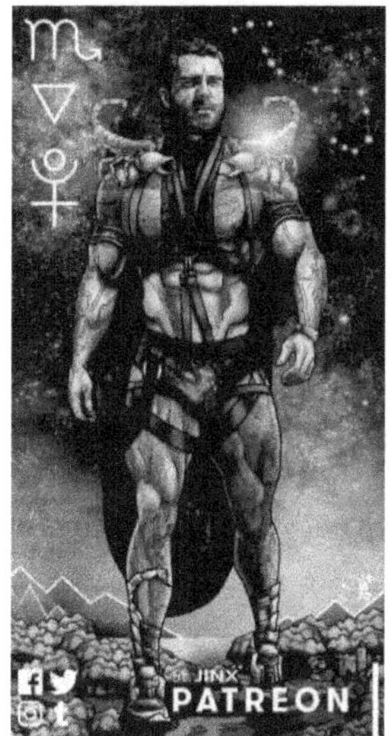

Además, podrías tener problemas con tu pareja, tomen un momento para pensar antes de decir algo. Recuerda que actuar sin pensar no siempre es adecuado. En el trabajo tampoco será una semana fácil, pues podrían darse algunos desencuentros o disgustos. ¡Aguas!

SAGITARIO

En lo profesional la suerte está de tu lado y sentirás como tus proyectos fluyen dando los frutos que esperabas.

En el amor es posible que surjan ciertas dudas con tu pareja,

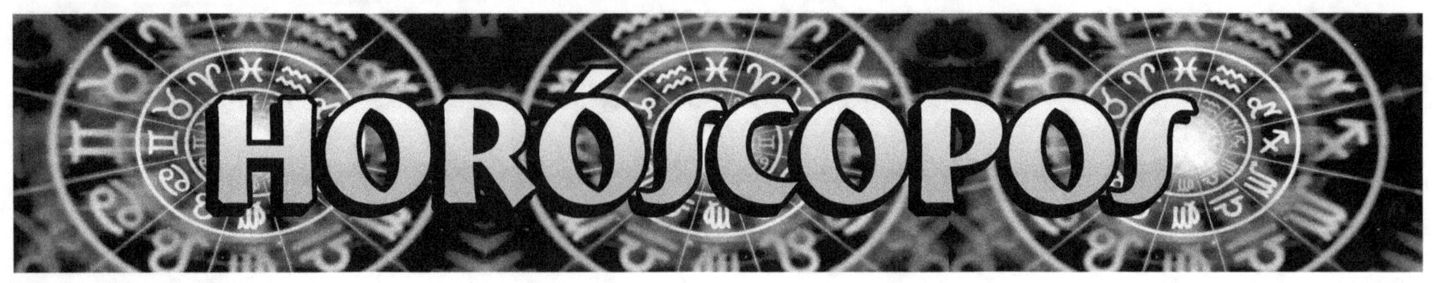

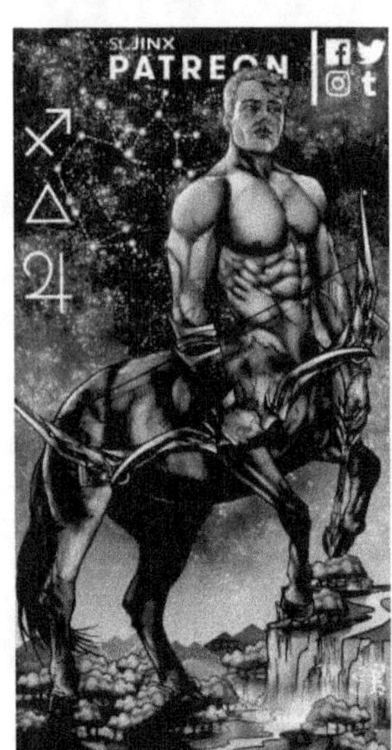

debes sincerarte contigo mismo para saber qué quieres en este momento de tu vida.

CAPRICORNIO:

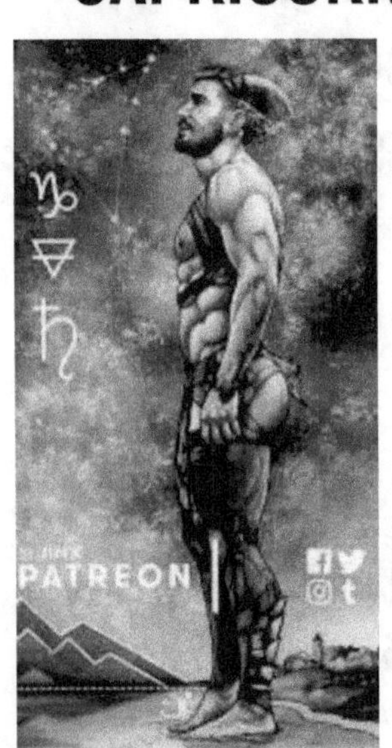

Esta semana deberás sentirte muy feliz y con gran optimismo, pues aunque tendrás mucho trabajo, todo saldrá muy bien, pues ese proyecto que parecía complicado será todo un éxito.

Por otro lado, en el amor deberás poner las cosas muy en claro con tu pareja pues estos días serán claves para tu relación y todo debe estar en su lugar.

ACUARIO

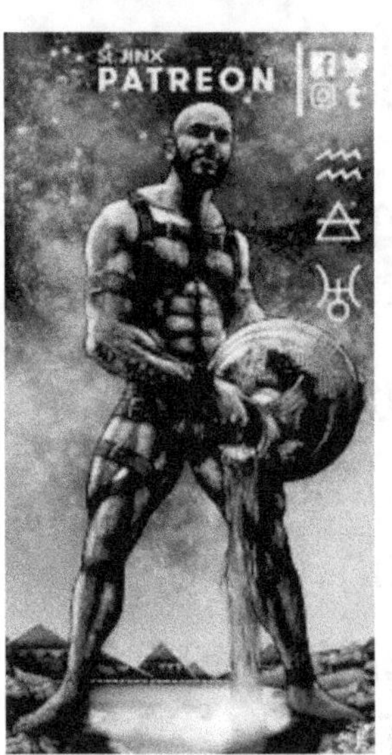

Ese vacío que has sentido en estos días se disipará, pues una buena amistad te ayudará a salir adelante, sigue el consejo que te dé, pues será muy valioso. Además es el momento ideal para seguir con tus metas y propósitos que ya dejaste atrás.

La salud debe ser un tema prioritario en ti; pues te has

descuidado mucho y recuerda que el tiempo pude pasar una gran factura, estos días intenta cambiar de hábitos alimenticios y puedes iniciar con algún ejercicio.

PISCIS

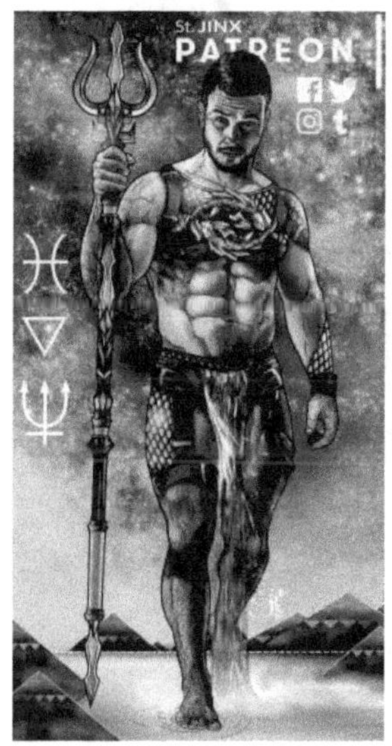

En vez de enojarte y comenzar una discusión (como siempre sueles hacerlo) recuerda que esa actitud sólo te hará quedar mal a ti.

Mejor guarda silencio y canaliza todas tus energías en el trabajo, así conseguirás deslumbrar a todos con tu desempeño y de esta manera nadie podrá volver a molestarte.

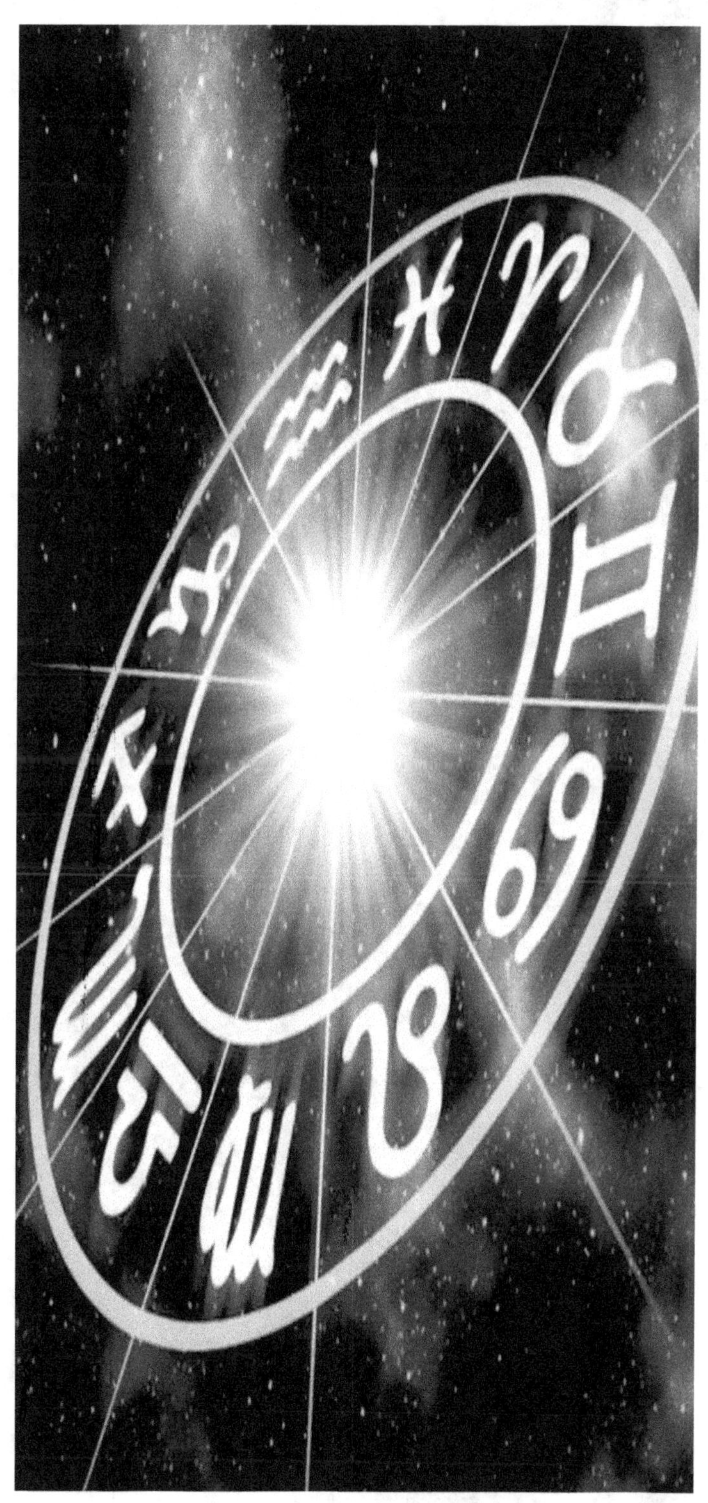

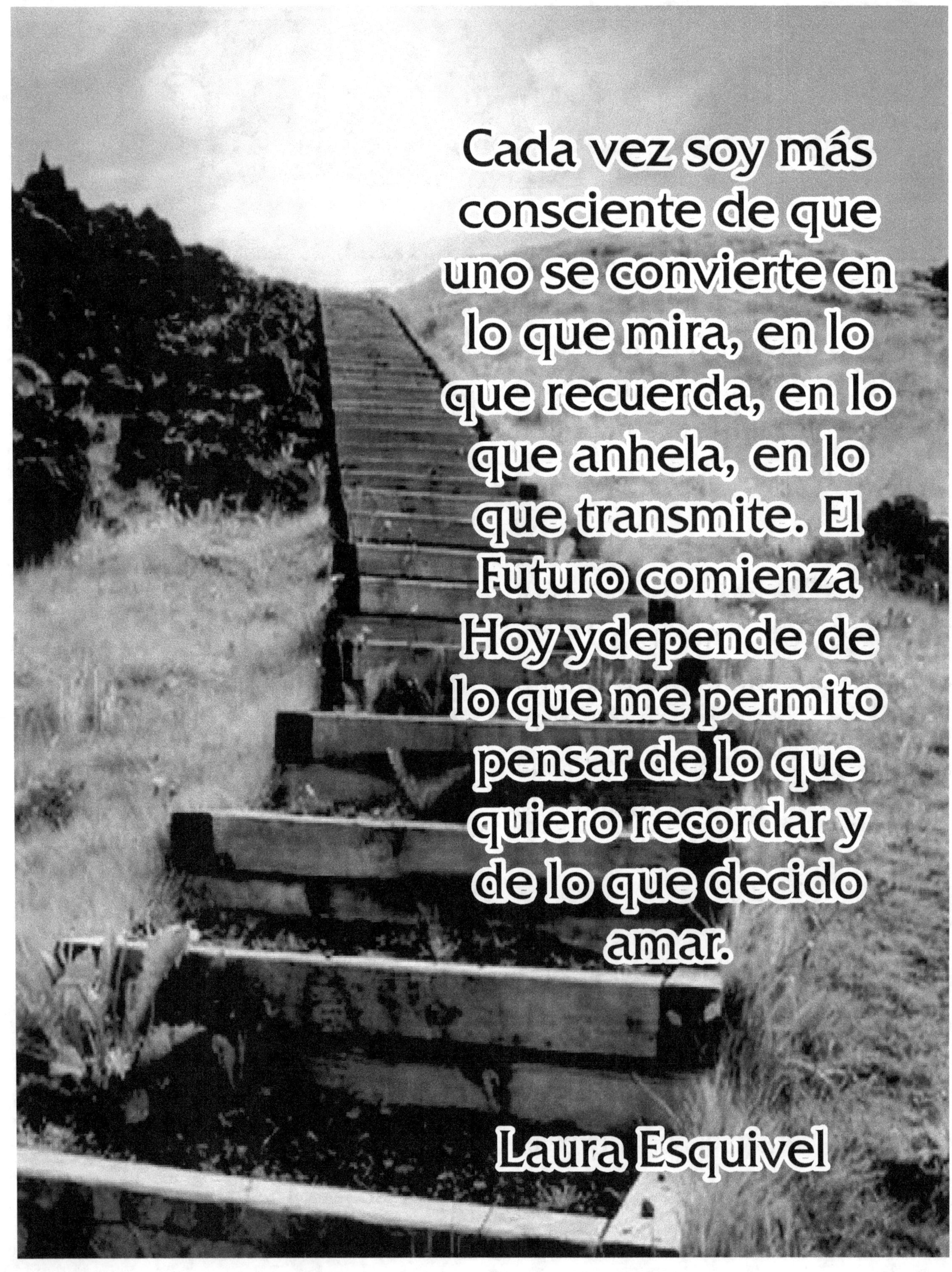

Cada vez soy más consciente de que uno se convierte en lo que mira, en lo que recuerda, en lo que anhela, en lo que transmite. El Futuro comienza Hoy ydepende de lo que me permito pensar de lo que quiero recordar y de lo que decido amar.

Laura Esquivel

www.ingramcontent.com/pod-product-compliance
Lightning Source LLC
Chambersburg PA
CBHW081302130726

47998CB00010B/2892